NO PUEDO DORMIR
Remedios para lograr un sueño profundo
© Adolfo Pérez Agustí (2014-2020)
edicionesmasters@gmail.com
Spain

NO PUEDO DORMIR

Remedios para lograr un sueño profundo

Al igual que otros problemas de salud que parecen haber cobrado fuerza durante el último siglo de nuestra civilización, el insomnio es un síntoma que puede surgir de diversas formas. Debido a esto, los grupos de población que lo manifiestan son de difícil clasificación, siendo difícil determinar por tanto un origen específico del problema para poder diagnosticarlo, así como saber con exactitud las partes del organismo que se ven afectadas por su aparición (también estos procesos pueden albergar la causa primigenia).

En esencia, se trata de la incapacidad total o parcial para conciliar el sueño habitual, considerándose como tal cuando no se concilia el sueño al acostarse o cuando hay uno o varios despertares por la noche.

Generada la alteración por numerosas causas, no siempre es fácil lograr un remedio que sea curativo, por lo que en la mayoría de los casos el médico se limita a recetar un fármaco paliativo que permite, al menos, descansar al enfermo.

Entre las causas más frecuentes están las de origen emocional, seguidas por las de agotamiento, envejecimiento, por enfermedades, medicamentos o drogas, alergias, carencia de intimidad, ruidos o luces, temor a la oscuridad, o ambientes sofocantes o fríos. También hay insomnios rebeldes a causa del café, coca-cola, té, chocolate o batidos con cacao.

Durante el sueño, el cuerpo libera hormonas, especialmente las de crecimiento y la melatonina, esta última responsable del reloj biológico, del cual se benefician los tejidos que trabajan como antioxidantes para ayudar a combatir las enfermedades. El sueño profundo también permite a las células del cuerpo aumentar y reducir la degradación de las proteínas necesarias para funcionar correctamente. Cuando hay una falta de sueño, no hay suficiente hormona del crecimiento y la melatonina debe liberarse para rejuvenecer el cuerpo y mantener el funcionamiento normal. De no ser posible, se producen dificultades para pensar y llevar a cabo tareas.

Cuando el sueño no es suficiente y reparador, el cuerpo tiene menos capacidad para realizar las funciones metabólicas básicas tales como el procesamiento y la regulación de los hidratos de carbono, así como la secreción de hormonas.

Al menos un 15% de la población mundial padece insomnio habitualmente y aunque un gran porcentaje toma medicamentos para dormir, no siempre consiguen mejorar la calidad del sueño y sufren adicción a los medicamentos rápidamente.

Referente a las horas de sueño consideradas como necesarias o "normales" no hay una cifra universal, aunque está comprobado que los niños cuanto más pequeños necesitan más horas de sueño, quizá por la intensa actividad metabólica, mientras que los ancianos sedentarios descansan con apenas 6 horas. Del mismo modo, dependiendo de la estación del año, del trabajo efectuado y hasta de la alimentación, necesitaremos más o menos horas de sueño.

Un sueño reparador depende esencialmente de las dos primeras horas; y si son profundas el despertar será óptimo. Sin embargo, no siempre después de un día agotador es posible dormir profundamente, pues con frecuencia el cansancio extremo impide conciliar el sueño si no ha existido una fase de adaptación previa.

Para concluir, hay personas que nunca se acostarían, mientras que otras nunca se levantarían.

CAPÍTULO 1

Introducción

El insomnio se define como la incapacidad para iniciar el sueño, para mantenerlo, la mala calidad en el dormir o la poca cantidad de tiempo para dormir. La falta de sueño se refleja al día siguiente en una jornada diurna de mala calidad, se está de mal genio o irritable, con dolor de cabeza y dificultad para concentrarse y recordar cosas sencillas.

El sueño es un fenómeno complejo y frágil que consume gran parte de la vida humana e influye de manera determinante en la vigilia. Se puede decir que una buena calidad de sueño es condición necesaria para una vida sana y feliz. No es sorprendente entonces que ante los problemas personales o médicos, el sueño sea una de las primeras variables que se afecta y aparezca el insomnio. La falta de tratamiento de los problemas de sueño o la resolución inadecuada, pueden llevar a un problema crónico, aunque ya la causa inicial asociada haya desaparecido.

Sin embargo, algunos documentos relatan que si el insomne llega a solicitar ayuda para su problema, posiblemente no recibirá la suficiente atención clínica o se le formulará cualquier medicamento sin un diagnóstico completo y adecuado. Esto eventualmente lo llevará a desarrollar un problema de sueño mayor y una serie de problemas personales y sociales asociados.

Además, existen cifras que indican que muchas personas padecen trastornos del sueño y que los profesionales de la salud tendrán que ofrecer alguna respuesta en su práctica clínica. Si se analiza porqué la gente acude al médico y los motivos de la consulta, las quejas sobre alteraciones del sueño son un porcentaje muy bajo. Sólo el 5% de las personas que van al médico general consultan por insomnio. Cuando lo hace, el paciente casi siempre llega solicitando una "píldora milagrosa" que le quite el insomnio y lo haga dormir. Un porcentaje mayor consulta a las farmacias donde les venden drogas para dormir sin mayor problema. La gran mayoría de pacientes se acerca al médico con otras quejas además del insomnio y con frecuencia no discuten este problema.

La prevalencia del insomnio a lo largo de la vida es aterradora. El 40% de las mujeres se quejan de insomnio y un 30% de los hombres. Si se evalúan personas mayores de 65 años, una de cada dos se queja de insomnio y una tercera parte de los adultos tiene insomnio crónico. Esto es bastante importante, ya que un 10% presenta un insomnio de tipo grave que requeriría de una valoración en un Centro de Sueño.

Características

Fisiológicamente el sueño puede ser **pesado,** tan profundo que es difícil que alguien o algunos, nos saquen de él; **melancólico** o tan **triste** que nos haga despertar entre sollozos, así como podemos **caernos de sueño**, lo que indicaría que nos llega con tanta intensidad y premura que no lo podemos resistir.

Coger el sueño supone la fase para quedarnos dormidos, aunque no siempre es fácil conciliarlo y no conseguimos dormir, aun cuando tengamos necesidad y deseo. Los más inquietos no hablan de dormir, sino de **descabezar un sueño** o echar un sueño, que es algo así como dormir brevemente, pero lo suficientemente alerta como para que nadie nos coja desprevenidos, y para ello lo hacen en un sofá, casi nunca en la cama.

Dormir a pierna suelta no tiene nada que ver con estas extremidades, sino que se refiere a un sueño tranquilo, intenso, todo lo contrario a **tener el sueño de la liebre,** expresión popular que nos describe el estado de alerta perenne de estos animales; tan ligero es su sueño que es difícil cogerlos desprevenidos, pues duermen con un ojo abierto y otro cerrado.

Si queremos que nadie nos moleste encargamos a otra persona que nos **guarde el sueño,** ya que así conseguiremos llegar al mejor de los sueños, algo así como el Séptimo Cielo o el día del descanso absoluto, tal y como sabiamente hizo Dios.

Estar entre sueños es dormitar, ni dormir ni estar despierto, y lo suelen hacer algunas personas cuando conducen de noche o quienes gustan de realizar ensoñaciones placenteras.

Desvelarse es cuando nos interrumpen el sueño, aunque también se aplica a la imposibilidad de dormir en el momento y lugar habitual, algo que suele ocurrir cuando **perdemos el sueño** por un amor, una preocupación o una alegría.

Las personas realistas o con poca visión de futuro gustan de **quitar el sueño** a quienes tienen puesta la mente en las estrellas (o la Luna, o las nubes), pues nos hablan de **sueños imposibles**, aunque en realidad se sienten molestos que otros sueñen e intenten conseguir cosas grandiosas.

Y todavía nos queda hablar de **dormitar**, algo que sí pero que es no, ya que aunque ligeramente alertas estamos a punto de caer en las redes de Morfeo, el dios de los sueños. Les suele pasar a los **dormilones**, personas que han dormido más de lo necesario o que se caen **rendidos de sueño** como los niños después de jugar intensamente.

Todas estas definiciones, más ir al **cine de las sábanas blancas** (acostarse en la cuna), **conciliar el sueño** (casi como llegar a un acuerdo con el cuerpo) y **adormecerse** (dormirse lentamente), nos indican que el sueño es algo complejo y con frecuencia difícil de conseguir.

Anatomía del sueño

Un sueño normal parece tener una estructura definida que puede examinarse e identificarse:

Pase uno:
Al comienzo del sueño hay una declaración de lugar y el protagonista queda identificado. Raramente hay una declaración de tiempo. Esta es la Fase de Exposición donde hay una escena inicial de acción, con todas las personas involucradas presentes, y la situación inicial, o el problema, del sueño se revela.

Pase dos:
En esta parte del sueño la tensión empieza a construirse. La situación se vuelve más complicada y mientras se desarrolla hay mucha incertidumbre acerca del resultado de la situación.

Pase tres:
A menudo la situación en el sueño cambiará de repente, o algo firme pasará.

Pase cuatro:
Esta fase no siempre está presente en sueños. Es la solución al dilema del sueño, el resultado, o el final del sueño. Este resultado del examen final del sueño es un mensaje de la mente inconsciente al consciente. Si el

soñador no consigue el mensaje, o si la mente consciente no se involucra con el volumen del sueño, la mente inconsciente seguirá enviando los mismos materiales hasta que se noten.

Los sueños son repetitivos en su volumen y mensaje, aunque no solemos prestarles atención, del mismo modo que bloqueamos los mensajes del inconsciente que pugnan por llegar al consciente.

El sueño fisiológico

A pesar de que pasamos aproximadamente la tercer aparte de nuestra vida durmiendo, no fue sino hasta ya avanzado el siglo XX, con la aparición del electroencefalograma, que los investigadores comenzaron a estudiar el sueño seriamente. Desde entonces, han sido divulgadas varias teorías que intentaron explicar qué ocurre a lo largo de la noche. La más antigua es la noción de que, de alguna manera, algo se desconecta por la noche, haciendo que la actividad fisiológica y psicológica llevadas a cabo durante el día cesen, simplemente.

Grupos de parapsicólogos dan otra explicación más interesante a los sueños y mencionan la posibilidad de que en realidad lo soñado sea otra forma de vida, espiritual, imposible de registrar por medios mecánicos. Los sueños en los que se realizan hazañas imposibles (volar, ganar peleas contra gigantes, etc.), serían la compensación a nuestras frustraciones y cuando al soñar sufrimos, bien sea por amor, abandono o dolor físico, la causa estaría en una conciencia deseosa de apaciguarse o en una puesta en escena de aquello que verdaderamente nos preocupa, pero que durante el día no queremos pasarlo al consciente.

Otros grupos de científicos comienzan a insistir en que el sueño es un proceso activo, mediante el cual se estimulan varios centros cerebrales con el fin de que se produzcan cambios bioquímicos y hormonales necesarios para la salud. También hay quien asegura que se trata de la llegada a un mundo paralelo. Hoy admitimos, hasta cierto punto, que todas estas conclusiones pueden ser ciertas.

Para que nos durmamos tienen que ocurrir dos cosas: tiene que haber una reducción de la actividad en aquellas partes del cerebro que nos mantienen alerta durante el día y, al mismo tiempo, ciertas partes del cerebro que se conocen como centros del sueño deben ser activadas. Los medicamentos hipnóticos y las plantas inductoras del sueño, actuarían en esta segunda parte.

Sueño normal y sueño patológico

El sueño normal comienza con un tiempo para conciliar el sueño de 10 a 30 minutos. Durante la noche presenta una estructura regular con pocos despertares de muy corta duración y un despertar matinal con sensación de descanso, seguido por una vigilia activa y tranquila.
Cuando este equilibrio se pierde se genera un sueño anormal caracterizado por dificultades para iniciar el sueño, con desestructuración de la arquitectura del dormir durante la noche, despertares frecuentes y/o despertar muy temprano.

En general, se llama Trastorno del Sueño (TS) a irregularidades en los parámetros electrofisiológicos, conductuales y/o subjetivos del dormir. Los TS han sido objeto de varias clasificaciones. En los centros especializados en TS se considera la Clasificación Internacional de los Trastornos de Sueño (ISDC) como la más apropiada para la práctica clínica y la investigación, que a diferencia de otras clasificaciones propuestas se basa más en el posible origen del problema y no en sus síntomas; ya que los síntomas de algunos TS pueden ser similares.

Según esta clasificación los TS se dividen en:

1. Disomnios: alteraciones intrínsecas, alteraciones extrínsecas y alteraciones de los ritmos circadianos. Algunos disomnios importantes son el hipersomnio (excesiva somnolencia diurna), el mioclonus nocturno y el síndrome de piernas inquietas (movimientos en las piernas).
Los disomnios son los trastornos del sueño más frecuentes. A diferencia de los parasomnios, originan mayores dificultades objetivas en la vida de las personas que los padecen. A su vez dentro de los disomnios, el insomnio es el TS más frecuente, más estudiado y para el que hay más tratamientos desarrollados.
2. Parasomnios: pesadillas, terrores nocturnos, sonambulismo, despertar confusional, etc.,
3. Alteraciones relacionadas con enfermedades médicas / psiquiátricas / neurológicas
y 4. Alteraciones propuestas: con entidades en proceso de investigación.

Métodos para medir el sueño

Usando un *Polígrafo* para registrar el EEG, se ha encontrado que el sueño se presenta en cinco fases distintas y reconocibles:

1. En la fase primera, aquella que entramos según nos quedamos dormidos, es en realidad un estado transitorio

entre la vigilia y el sueño, apareciendo en el *Polígrafo* como una serie de hondas regulares de baja frecuencia llamadas hondas *Theta*. No hace mucho tiempo, la fase primera fue de gran interés para los investigadores que, siguiendo postulados literarios y científicos, creyeron que las personas son más creativas durante un estado semi-despierto. Esperaban, por tanto, que enseñando al sujeto a incrementar la actividad de las hondas, pudiera aumentar su potencial creativo. Basándose en ello se inventaron las máquinas *sintetizadoras de ondas cerebrales* que tanto éxito tuvieron hace unos años. Desgraciadamente y aunque la gente ha sido capaz de emitir más hondas Theta, esta actividad no parece tener mucho efecto sobre el resto de las cosas.

2. La siguiente fase es en realidad la primera fase del sueño propiamente dicho. Si zarandeas a una persona que esté en la primera fase y le preguntas "¿estás despierto?", probablemente te contestará "no estoy seguro" o "sí, estoy despierto". En esta fase dos, sin embargo, la persona está claramente dormida y el suelo se caracteriza por explosiones rápidas y periódicas de actividad en sus ondas cerebrales.

3. Sigue el descenso nocturno hacia un sueño que se caracteriza ahora por ondas cerebrales lentas y sincrónicas. Esta fase representa, junto con la siguiente, el sueño profundo. Durante ella se segregan ciertas hormonas del crecimiento que ayudan al cuerpo de los adultos a restaurarse a sí mismo y a los niños al desarrollo general. Aunque la pérdida del sueño profundo no es particularmente peligrosa en los adultos, si se desvelan posteriormente se levantarán doloridos al despertarse. En los niños el bloqueo en la secreción de la hormona del crecimiento alterará su desarrollo.

4. Lo que sucede después del sueño profundo es un fenómeno que ha puesto de cabeza a nuestras tradicionales ideas sobre el sueño. Esta es la fase conocida como REM, que se puede traducir como "Movimiento rápido del ojo". Desde el momento en que se entra en la fase uno, los ojos comienzan a moverse lentamente de atrás adelante, continuando hasta esta fase cuatro. Al mismo tiempo, la actividad muscular disminuye en todo el cuerpo, cambiando de forma espectacular al entrar en REM. Los ojos comienzan a moverse a gran velocidad y todo el parámetro fisiológico del cuerpo parece enloquecer. La respiración se hace irregular, al igual que el ritmo cardíaco y la tensión sanguínea. Aquí estaría una explicación más del porqué muchos enfermos o ancianos mueren durante el sueño, sin causa aparente. Su debilitado cuerpo no puede soportar las tensiones.
   Otro fenómeno que se da son las erecciones genitales en los varones y un aumento del flujo sanguíneo en los de la mujer. En este mismo período es cuando tiene lugar lo que se denomina sueño. El REM se llama a veces sueño paradójico porque, aunque el cerebro está claramente activo, los músculos están profundamente relajados y el cuerpo parcialmente paralizado.

5. Si el sueño profundo tenía que ver con la restauración física del cuerpo, en el sueño REM parecen llevarse a cabo algunas funciones específicas relacionadas con la integración de la memoria y el proceso de la información recogida durante el día. Es como si la mente se convirtiera en una especie de ordenador que nos hace ser capaces de recordar hechos aislados recientes y también vivencias muy antiguas, llegando a darse el caso de que somos capaces de oír en nuestro cerebro voces del pasado con toda claridad. El súbito despertar de una persona que ha escuchado la voz de un

ser querido lejano o incluso muerto, le llega a hacer creer que le estaban hablando allí mismo, a la cabecera de la cama, cuando en realidad ha sido una voz cerebral. Estos shocks emocionales durante el sueño serían otras de las explicaciones a las muertes durante la noche, las cuales lógicamente nunca se pueden explicar.

Lo que no se sabe con certeza aún es lo que ocurre cuando se priva a una persona de la fase REM durante un periodo de tiempo. Algunos estudios iniciales sugirieron que podían dar lugar a personas desconfiadas e incluso neuróticas. Un estudio que se realizó en un estudiante voluntario, en el que se le privó de la fase del sueño REM durante varias noches, dio como resultado el abandono de éste sin una explicación. Al estar considerado como una persona responsable se le buscó y se le encontró en una casa de prostitutas, lo que llevó a la absurda conclusión de que la privación del REM destruía la moralidad de las personas. Afortunadamente, posteriores estudios han demostrado lo absurdo de dichas conclusiones y los efectos reales de estas privaciones permanecen aún en el misterio.

Sí sabemos, no obstante, que hay una necesidad biológica del REM y si a una persona se le despierta en ese momento el primer signo será un movimiento rápido de los ojos o una bajada de la tensión muscular. En la segunda fase tendrá que ser despertado con doble intensidad que en la primera. En la tercera habrá que despertarle casi constantemente, ya que ello significa que el durmiente está haciendo un gran esfuerzo para alcanzar su REM. Por otra parte, una persona privada durante algún tiempo del REM, necesitará una mayor cantidad de éste cuando se ponga a dormir, con el fin de recuperarse.

Todas estas fases del sueño suceden en patrones rítmicos llamados ciclos del sueño, que se repiten a lo largo del curso de la noche. Comenzamos cayendo en la fase uno, descendemos a la fase dos, tres, cuatro y REM, ascendiendo entonces otra vez. Todo nos lleva unos 90 minutos desde que nos dormimos para completar el ciclo y entrar en REM. Este primer sueño es muy breve, solamente unos segundos, como si el durmiente se esforzara en entrar y así comienza un ciclo nuevo. El resultado es que nos pasamos la mayoría de las veces en las fases tres y cuatro del sueño profundo y las horas de la madrugada en la fase REM. Esta es la razón de que la mayor parte de los sueños se tengan de madrugada y que los varones acusen en ese momento un aumento de su deseo sexual.

Estos ciclos del sueño son significativos y sabiendo en qué fase se acusan los trastornos se podrá solucionar más fácilmente los problemas. Por ejemplo, los terrores nocturnos de los niños son principalmente un problema del sueño profundo. En contraste, las pesadillas de los adultos ocurren más probablemente de madrugada, ya que son principalmente un problema REM. Igualmente, ciertos ruidos fuertes ocasionarán un despertar más fácilmente si se producen durante la fase uno, que cuando está en sueño profundo. Aquellas personas que padecen de úlceras o angina de pecho pueden empeorar en el periodo que comprende el amanecer, debido a la irregularidad de las funciones corporales, las cuales influyen sobre el sueño.

Las necesidades de sueño

Las necesidades de sueño varían enormemente de uno a otro individuo. Algunas personas funcionan perfectamente con seis horas por la noche, mientras que otros se sienten como muertos con menos de ocho o nueve horas. La mejor forma para determinar cuánto sueño necesitas es simplemente comprobar cómo se siente al día siguiente.

Las únicas generalizaciones que pueden hacerse son:

Primero, que tanto la cantidad de sueño que se necesita como la cantidad de horas que se emplea para dormir, tiende a variar con la edad. Los bebés, por ejemplo, suelen dormir doce horas, mientras que entre los 25 y los 45 años de edad la mayoría de las personas duermen 7 horas y media. Posteriormente, en la vejez, se necesitan 8 horas y media, aunque lo normal es que estas horas estén repartidas durante el día y al llegar a la noche muchos ancianos creen que necesitan dormir menos que años antes. También ocurre que sufren un deterioro en la calidad del sueño, no consiguen dormir con profundidad, se despiertan a menudo por la noche desvelados y esto les lleva a creer que necesitan menos horas de sueño.

En segundo lugar, puede decirse que las personas que regularmente duermen más de diez horas o menos de tres por la noche, tienden a morir jóvenes. Pero esto solamente refleja el hecho de que en sí se produce una alteración de la salud, de igual manera que ocurriría llevando otro tipo de vida desordenado.

Obviamente, si ha tenido problemas del sueño, lo primero que hay que hacer es asegurarse que los problemas no son por cuestiones de salud. Una vez descartados éstos puedes buscar factores psicológicos o ambientales. Aunque éstos, al igual que el número de horas, varían con el tipo de persona.

CAPÍTULO 2

Estudiosos del sueño

FREUD

Indudablemente debemos mucho a este investigador de la mente humana, aunque hay que reconocer que quien más sabía en materia de sueños fue José, hijo de Jacob, y eso que solamente conocemos dos de sus sueños proféticos. En el primer sueño vio cómo los manojos que ataba se inclinaban siempre a su lado y en el segundo quienes se inclinaban hacia él eran sus hermanos. En represalia y dando explicación a ese sentimiento llamado envidia, le vendieron por 20 piezas de plata a un señor llamado Potifar. Bueno, luego acabó en la cárcel y allí siguió soñando, pero cada sueño era una premonición y sus dones acabaron llegando hasta el mismísimo faraón, quien le hizo llamar para que le explicara el sentido de un sueño que le atenazaba. Veía siete vacas gordas que eran devoradas por siete flacas, lo que José interpretó como años de abundancia y pobreza, alertándole que debía almacenar el grano en la época de abundancia para los años de escasez venideros.

Pero volviendo a Freud, sabemos que nació el 6 de mayo de 1856 en Freiberg (hoy Príbor, República Checa), y que se sintió inclinado por la medicina cuando escuchó el ensayo "Sobre la naturaleza" atribuido a Goethe. Una vez en la Universidad de Viena comenzó sus investigaciones sobre el sistema nervioso central de los invertebrados, pasando más tarde al Hospital General de Viena, donde se dedicó a la psiquiatría, la dermatología y los trastornos nerviosos. En el año 1885, y ya como profesor adjunto de Neuropatología en la Universidad de Viena, consiguió una beca del gobierno para estudiar en París junto al neurólogo Jean Charcot, quien trabajaba en el tratamiento de los trastornos mentales mediante la hipnosis, en el manicomio de Salpêtrière.

Una vez casado, se estableció como médico privado en Viena, especializándose en los trastornos nerviosos, especialmente la afasia y las parálisis infantiles, derivando poco a poco a ejercer una terapia poco conocida entonces, a la que denominó como psicoanálisis. El procedimiento terapéutico necesitaba de otra ciencia llamada hipnosis, mediante la cual forzaba al paciente a recordar y revivir la experiencia traumática origen del trastorno, con lo que se descargarían por catarsis las emociones causantes de los síntomas. Ahora sabemos que hurgar en las heridas no soluciona los problemas y en ocasiones desencadena enfermedades nuevas, pues mientras permanecen en el subconsciente no se somatizan y la persona alcanza cierto grado de equilibrio. Se ha adaptado a ellas relegándolas al subconsciente. Freud entendió que el subconsciente parece manifestarse de forma intensa durante los sueños, ya que el consciente está aletargado, dedicando una gran parte de su vida al estudio de los sueños, desarrollando teorías sobre la sexualidad infantil y el complejo de Edipo. Sus conocimientos y conclusiones los plasmó en varios libros, siendo su obra más importante "La interpretación de los sueños (1900)", donde analiza (además de algunos sueños de sus pacientes) muchos de sus propios sueños, registrados durante tres años de autoanálisis iniciados en 1897.

Uno de sus descubrimientos más importantes es que las emociones enterradas en la superficie subconsciente suben a la superficie consciente durante los sueños, y que recordar fragmentos de los sueños pueden ayudar a destapar las emociones y los recuerdos enterrados. Freud decía que los sueños son una forma de realizar deseos y que muchos deseos son el resultado de deseos sexuales reprimidos o frustrados. En su opinión, la ansiedad que rodea dichos deseos hace que algunos sueños se conviertan en pesadillas, aunque distingue entre el contenido del sueño "manifiesto" o el sueño experimentado al nivel de la superficie, y los "pensamientos de sueño latentes", no conscientes que se expresan a través del lenguaje especial de los sueños. Insistía en que todos los sueños representan la realización de un deseo por parte del soñador, incluso los sueños tipo pesadilla. Hay sueños negativos de deseos, donde lo que aparece es el incumplimiento de un deseo. Para esto se daba varias explicaciones, entre las cuales está la satisfacción de una tendencia masoquista. Según su teoría, la "censura" de los sueños produce una distorsión de su contenido, así que lo que parece ser un conjunto de imágenes soñadas sin sentido puede, a través del análisis, ser descifradas como un conjunto de ideas coherentes.

Freud consideraba que todo sueño es interpretable, es decir, puede encontrarse su sentido, pero la labor de interpretar no recae sobre todo el sueño en su conjunto sino sobre sus distintas partes basándose en una especie de libro de los sueños, donde cada cosa soñada significa tal otra cosa en forma rígida, sin considerar la peculiaridad de cada sujeto. Primero se descompone el relato en partes, y cuando llega al final surge la interpretación final o global, en la cual se nos revela el sueño como una realización de deseos.
No obstante, su obsesión por la sexualidad le llevó a un distanciamiento con sus colegas, por lo que siguió trabajando solo en lo que él mismo denominó "una espléndida soledad". Tras el comienzo de la I Guerra Mundial, abandonó casi la observación clínica y se concentró en la aplicación de sus teorías a la interpretación psicoanalítica de fenómenos sociales, como la religión, la mitología, el arte, la literatura, el orden social o la propia guerra. En 1923 se le detectó un cáncer en la mandíbula

que precisó de un tratamiento constante y doloroso, por el que tuvo que someterse a varias operaciones quirúrgicas. Murió el 23 de septiembre de 1939.

Freud y el olvido de los sueños

¿Cuál es la razón por la cual los sueños, incluso las pesadillas, se olvidan con una increíble rapidez, salvo que sean reiterativos? Para Freud ese era el principal problema para una correcta interpretación, pues si él mismo tenía problemas para recordar sus sueños ¿cómo dar por cierto el sueño relatado de sus pacientes? Y además ¿cómo creer que la propia persona no estaba ocultando datos o magnificando aquellas partes que le interesaban?

Su conclusión era que no tenemos certidumbre alguna de conocerlo tal como en la realidad fue. Para evitar esta autocensura sometía a sus pacientes a la hipnosis, en la creencia de que allí no había censura, lo que más tarde se demostró que no era totalmente cierto pues había siempre cierto grado de resistencia mental.

Por tanto, que los sueños no se conserven fácilmente en la memoria es para algunos la muestra de su escaso valor anímico, más que nada porque a no ser que tengamos a un terapeuta a la cabecera de nuestra cama, justo en el momento de despertarnos, el sueño estará ya seriamente desvirtuado, tanto por el olvido como por la autocensura del paciente.

La regresión

El inconsciente es el punto de partida para la formación del sueño, al que provee de su fuerza impulsora, intentando llegar hacia la conciencia; algo que no ocurre durante el día, pues una especie de censura moral impide ese curso.

Freud tenía una gran predilección por los sueños de contenido alucinatorio, en los cuales *"la excitación –decía– toma un camino de reflujo, y en lugar de propagarse hacia el extremo motor del aparato, lo hace hacia el extremo sensorial, y por último alcanza el sistema de las percepciones."* Hablaba de regresión en el sentido de un proceso que toma el camino inverso al propio psiquismo. Pero en el sueño esta regresión tiene la particularidad de que da como resultado la alucinación de una imagen sensorial. Que se visualice en el sueño es explicado por la interrupción durante el estado de dormir del flujo continuo en el sistema psíquico de las percepciones hasta la movilidad.

Las alucinaciones se producen también en estados patológicos de la vigilia, en la histeria y en la paranoia, siendo algunas de estas visiones similares a las del sueño.

De la lectura de "Estudios sobre la histeria" sabemos que la visión de escenas infantiles elimina el carácter alucinatorio bajo el que se presentan, por lo que para que el sueño sea considerado como una reanimación de la infancia del soñante, de las mociones que lo gobernaron entonces, debe contener escenas imposibles de reproducir mediante la imaginación o el delirio.

Lo que Freud parece decirnos es que el sueño se distingue por el recorrido que realiza dentro del aparato psíquico. El sentido habitual es que comience en los sentidos y se dirija hacia el cuerpo motor, quizá procedente del inconsciente, por lo que podemos considerarlo como una forma de regresión.

Una forma de realizar nuestros deseos

Freud se hacía muchas preguntas acerca del deseo en relación al sueño, por ejemplo sobre los bloqueos que habitualmente efectuamos a nuestro psiquismo para que no nos haga desear cosas prohibidas. ¿Se liberan todos estos deseos durante el sueño, o solamente los menos censurables?

De las diversas clases de deseos que puedan persistir después de la vigilia, sólo aquellos que no aparecen durante el día del adulto son aptos para la producción de un sueño. Por ejemplo, si soñamos que nos toca la lotería, nos aumentan el sueldo o que nuestro amor nos invita a la cama, no se harán sueño. Sin embargo, si volamos sin alas, peleamos con un monstruo o somos acosados por amantes insaciables de rostro impreciso, probablemente llegarán a nuestro sueño. Ahora bien, un deseo de esta clase no puede acceder a la conciencia por sí solo y para ello se vale de dos elementos: uno es el tránsito que le permite soñar sin censura y el otro, un deseo preconsciente en la vigilia, aunque no sea del calibre ni la fantasía que otorga el sueño. El sueño –ya lo habrán deducido- magnifica todo, hasta las sensaciones corporales y las posibilidades, llegando a hacer posible lo imposible.

Por lo general, al dormir cesan las características físicas de nuestro pensamiento de vigilia, efectuándose una separación entre el cuerpo y la mente, tal y como percibimos cuando soñamos que debemos correr para escaparnos de un peligro y nuestro cuerpo onírico no obedece. Los restos de la vida diurna, en especial aquello no solucionado, intentan activar al aparato psíquico para que el cuerpo obedezca, pero el dormir lo impide. Normalmente dormir altera el inconsciente, y algo que preocupe al sujeto durante el día podrá cesar para procurar que caiga en un sueño adecuado, pero ello no altera nada fundamental en el inconsciente. Al día siguiente, allí está esperándonos a que lo saquemos.

La pregunta por los sueños desagradables, por aquellos sueños que no parecen revelar un deseo ni un temor concreto (¿quién tiene miedo real a ser devorado por una babosa del planeta Marte?), tiene su explicación cuando Freud establece que el placer o el temor no se deben entender como vinculados exclusivamente a nuestra vida cotidiana. En una nota de 1919 decía: "El cumplimiento de un deseo tendría sin duda que brindar placer, pero también cabe preguntar: ¿Estaba ese deseo realmente anclado en el inconsciente o la rutina diaria nos hacía creer que debíamos desearlo intensamente?" ¿Era esa chica tan perfecta y encantadora nuestro anhelo, o es que a fuerza de oírlo nos lo habíamos terminado por creer? Estas preguntas señalan muy precisamente la supremacía del consciente sobre el inconsciente.
En los sueños de angustia pueden quedar reflejados algunos de nuestros temores, por eso nos sentimos aliviados cuando nos despertamos, aunque nuevamente nos podemos preguntar: ¿Realmente soy así?

Otra clase de sueños desagradables son aquellos en los que nos infringen un castigo a causa de un deseo no permitido, por ejemplo, violar a la vecina. Con ellos se demuestra que no sólo lo reprimido conscientemente participa en el sueño, sino el inconsciente. En el caso de que sea el inconsciente el factor determinante para estos sueños, deberíamos considerar que durante la vigilia el consciente determina nuestro comportamiento, lo contrario a lo que nos han dicho.

Hay indudablemente una larga lista de necesidades corporales en nuestra vida -comer, dormir, amar-, la mayoría de las cuales nos producen diversos grados de excitación. Sobre todas ellas prevalece el deseo de estar vivo, algo que ni siquiera pierden quienes afirman que "no desean vivir", una frase solamente apta para el consciente, pero no aceptada en el subconsciente. Esas necesidades tan vitales causan excitación y como quedan grabadas en la memoria tendrán consecuencias psíquicas, denominándose como deseo cuando no son satisfechas. Si las sensaciones son intensas y continuadas entonces aparecen durante el sueño de forma desvirtuada, necesitándose alguien que nos interprete el sueño y lo relacione con nuestra vida cotidiana. Sin embargo la explicación no produce el cese de la necesidad, quedando excluida esa creencia de que las angustias y temores anclados en nuestro subconsciente desaparecerán en el mismo momento en que los saquemos al consciente.

Llegado a un punto de pensamientos intensos aparecerá la alucinación, bien durante el día o durante el sueño. La insatisfacción moviliza todo nuestro psiquismo, elaborándose un sueño que en ocasiones visualiza, por fin, nuestro deseo. Qué liberación, pero también qué desilusión al comprobar que todo había sido, simplemente, un sueño. Por tanto, los sueños desagradables ponen en entredicho que en el sueño se trate de temores ocultos, ni que realmente deseemos que ocurra en la realidad aquello que hemos soñado. Hay personas que se horrorizan por haber soñado un incesto, el asesinato de un niño, o comer excrementos, mortificándose intensamente si sus creencias morales son muy sólidas. Si en el camino encuentran a alguien que les indica que esos son realmente deseos reprimidos, entrarán en un sufrimiento psíquico que les impedirá pensar con claridad. Aléjense de quienes le dicen que en realidad todos escondemos un asesino, un ladrón o un violador en potencia, pues es solamente la opinión de un ignorante de la condición humana. Lo que realmente hace feliz a una persona es otorgar felicidad a quienes nos rodean, y eso no debe ir unido necesariamente a ninguna creencia religiosa.

Que haya censura entre el inconsciente y el consciente preserva nuestra salud mental. Suele ser más sano nuestro psiquismo real que el del sueño, pues aquello que nos permite poner manos a la obra para mejorar nuestra vida es más saludable que lo que vemos en nuestras pesadillas. Pero entonces ¿por qué intentamos interpretar los sueños?

La formación del sueño

Freud pensaba que el deseo de despertarse en mitad de un sueño iba contra el inconsciente, considerando que lo que realmente necesita la persona soñadora es completar su sueño, fuera malo o bueno. Si el inconsciente no duerme jamás, ya que nada está realmente olvidado, solamente la censura puede impedirle que aflore. Cuando ello ocurre solamente tiene dos salidas: la descarga motriz (física) o la ligazón al preconsciente. Soñar permite cierto intercambio entre el psiquismo y el físico, despejando también el inconsciente para que aflore y solamente el despertar brusco anula este efecto.

Para que un sueño tenga lugar deben participar dos procesos psíquicos: uno, creando pensamientos correctos y similares a los normales; y el otro, actuando de modo incorrecto y extraño. El psiquismo tiende a alucinar o conseguir mediante sensaciones físicas la satisfacción anhelada y esta vivencia ocasiona el deseo de que se repita en cada ocasión, lo que no es probable. Sin embargo, ¿por qué los sueños dolorosos o aterradores, se repiten? Es decir, nuestros sueños no siguen los deseos del psiquismo proporcionándonos a voluntad delirios agradables y, por el contrario, manifiestan una inclinación morbosa por las pesadillas. A consecuencia de ello, la persona afectada por pesadillas intenta pensar en algo agradable antes de dormir, buscando apartar de su mente cualquier recuerdo molesto que esté albergado en el interior del pensamiento.

Los deseos que constituyen el núcleo de nuestras vidas (dinero, salud, placer) contradicen lo que aparece en nuestros sueños, y esto nos desconcierta. Es más, cuando logramos alguno de estos deseos no aparece el placer que pensábamos y en cierto modo nos desilusionamos por no sentir lo que presumíamos que ocurriría. Sin embargo, cuando tenemos un sueño esplendoroso, algo que ni siquiera figuraba en nuestras expectativas, la sensación física es mucho más intensa que en la vigilia. ¿Qué nos ocurre? ¿Por qué todo en el sueño, lo bueno y lo malo, se percibe con tanta intensidad?
Especialmente notorios son dos tipos de sueños: los sexuales y las pesadillas. Según la teoría de la psiconeurosis, la sexualidad sigue siendo el capítulo más conflictivo para el ser humano, pues tenemos más represiones que deseos satisfechos. Nos pasamos más tiempo deseando al prójimo que accediendo a él. Nadie puede hacer el amor con quien quiere ni en el momento que quiere, y eso abarca a todas las culturas. Sabido esto, entendemos que el sueño nos proporcione frecuentemente una válvula de escape.

La realidad

Definir la realidad como concepto es imposible, o al menos complicado. ¿Es más real lo que hace el cuerpo o lo que piensa la mente? Si depende todo de las sensaciones físicas, indudablemente los pensamientos nos proporcionan un mayor nivel, siendo muy notorios los estímulos sexuales cuando vemos unas escenas eróticas, lo mismo que cuando nos imaginamos mil desgracias ante la tardanza de un hijo que no retorna ni siquiera en la madrugada. Posiblemente sea el cuerpo quien realmente condicione a la mente y no al revés como nos han dicho hasta la saciedad, pues nadie que no haya sentido el roce de una caricia sobre su piel soñará que es de nuevo acariciado. Pero ¿dónde dejamos los sueños en los cuales volamos sin alas o nos caemos por un precipicio? ¿Cómo es posible que sintamos el roce del viento en nuestra piel si previamente no hemos tenido esa experiencia? Para responder a estas interrogantes no nos queda más remedio que hablar de nuestros genes, esa zona de nuestro cuerpo en donde están grabadas todas las vivencias de nuestros antepasados, y eso nos lleva a muchas personas y cientos de años atrás.

JUNG, CARL GUSTAV

Este psicólogo nació en Kesswil, en 1875, y murió en Küsnacht en 1961. Su rápida popularidad le llegó por haber sido discípulo de Sigmund Freud, aunque luego rompió sus relaciones con su maestro y formó su propia escuela. Sus libros han tenido una enorme influencia en la teoría y práctica psiquiátrica y psicoanalítica, especialmente su obra «Psicología del inconsciente» (1912), en la cual se distanciaba de su maestro en la gran importancia que éste daba a los aspectos sexuales en el surgimiento de la neurosis.
Jung difundió la división de la personalidad humana en dos grandes grupos: la extrovertida y la introvertida y diferenció cuatro funciones del espíritu, conclusiones que amplió en su libro «Tipos psicológicos» (1921.)
Los cuatro diferentes arquetipos los empleó igualmente en el estudio de la psicología de la religión, perfectamente descritos en «Respuesta a Job», 1952, y en su idea del inconsciente colectivo, basado esencialmente en el análisis de sus propios sueños, lo que no deja de ser una

contradicción. Ahora sabemos que no se puede establecer una teoría universal basándose en la propia experiencia.

Igualmente que Freud se equivocó al tratar de ver en la sexualidad el origen de la mayoría de las neurosis, Jung se centró en culpar a la religión, teorías ambas que aún hoy cuentan con numerosos entusiastas.

Un pequeño razonamiento

Para apreciar las teorías y pensamientos de C. G. Jung debemos tener una comprensión general, una apreciación imparcial, y creer primero en el inconsciente, lo que no es fácil porque no es un objeto concreto. No podemos sostenerlo, mirarlo y ni siquiera examinarlo con aparatos. Es algo como el viento. Podemos ver sus efectos y podemos sentirlo, pero no podemos agarrarlo en nuestras manos y examinarlo. Esto ha ocasionado que la ciencia no pueda estudiar el inconsciente directamente y la única prueba de su existencia puede encontrarse en los funcionamientos complejos de la mente humana y el espíritu.

C. G. Jung dijo que el inconsciente no es necesariamente más inteligente, pero posee una información diferente a nuestra mente consciente. Nos permite que veamos cosas que están en esos momentos difíciles de entender y admitir. Las experiencias inconscientes que se nos revelan en nuestros sueños permiten la libertad y movilidad que serían imposibles de obtener a través de la mente consciente. En un sueño nosotros podemos volar, por ejemplo, y no hay virtualmente ningún límite a las posibilidades en nuestras experiencias de sueño.

En el estado de sueño tenemos una oportunidad de acceder a nuestro inconsciente, a estos materiales privados que son exclusivamente nuestros. Es decir, a nuestras experiencias, problemas, y los dilemas de la vida que vienen a nosotros en sueños. Jung pensó que los sueños eran generalmente compensatorios en su naturaleza pues intentan mostrar los errores, desviaciones, y otros problemas menores de nuestra vida y personalidad.

Al interpretar un sueño, primero relaciónelo con sus experiencias cotidianas y sus emociones. Intente conectar el sueño a su vida cotidiana, pues los sueños que muestran elementos reales de nuestra vida son generalmente valiosos y nos ayudan a clarificar comportamientos.

EDGAR CAYCE

Edgar Cayce nació el 18 de marzo de 1977 y murió el 3 de enero de 1945. Conocido como el "profeta durmiente", es uno de los grandes místicos y psíquicos más importantes de América. Habitualmente se provocaba un estado de trance que le hacía parecer dormido y contestaba preguntas relacionadas a un individuo. Su información fue denominada como lecturas y al principio relataban la salud física del individuo (lectura física), aunque posteriormente hablaba sobre vidas pasadas, consejos de trabajo, interpretación de los sueños, y también salud mental o espiritual. Sus archivos están guardados en la ARE (Asociación para Investigación y Aclaración).

Según el escritor francés Louis Pauwels, que narra la asombrosa historia de este personaje en su libro "Le matin des Magiciens" de 1060, Cayce era un hombre muy sencillo, sin apenas formación cultural, que cuando dormía era capaz de recetar la solución médica de cualquier enfermedad. Estas habilidades parece ser le llegaron cuando tenía apenas 5 años, después de entrar en coma a causa de un pelotazo en la columna vertebral. Él mismo le dijo a su médico, en ese estado de coma, y de viva voz, la causa de su estado y el tipo de cataplasma que habría que aplicarle. Desde entonces era capaz de recetar la cura de cualquier enfermedad por la que se le preguntase, con tan solo esperar a que se durmiera. Predijo el día y la hora a la que él mismo iba a morir, víctima de una enfermedad incurable que no quiso decir cual era. Interrogado durante su sueño sobre su manera de proceder (sin acordarse de nada al despertar, como de costumbre), declaró que se hallaba en condiciones de ponerse en contacto con cualquier cerebro humano viviente y de utilizar las informaciones contenidas en aquel o en aquellos cerebros, para dar el diagnóstico y tratamiento en los casos que se le presentaban.

CAPÍTULO 3

El insomnio

El insomnio se clasifica según la causa, duración, gravedad y naturaleza.

Según la duración:
>   Si se habla de un insomnio de pocos días se llama **ocasional**.
>   Si dura algunas semanas, hasta máximo cuatro semanas, se habla de **transitorio**.
>   Cuando dura más de cuatro semanas se trata de un insomnio **crónico**.
>   El insomnio crónico se divide a su vez en insomnio primario y secundario, según se conozca o no la etiología.

Según la causa:
>   Si se conoce, es **secundario**
>   Si no se conoce es **primario**.

Por la gravedad:
>   Leve
>   Moderado
>   Severo.

Por la naturaleza:
>   Si se presenta al inicio del dormir, se denomina insomnio de **conciliación**.
>   Si ocurren despertares durante la noche, se llama insomnio de **despertares múltiples**.
>   Si ocurre en horas de la madrugada, antes del despertar normal, se llama insomnio de **despertar temprano**.

Puede ser también global o parcial, frecuente o intermitente según la ocurrencia y duración.

La estimación epidemiológica del insomnio oscila entre el 2 y el 40% de la población, siendo un problema persistente. Los datos de prevalencia e incidencia tan diversos se deben a las diferentes definiciones del insomnio adoptadas en los estudios. Por ejemplo, se ha encontrado que el insomnio psicofisiológico se puede mantener después de 5 años, aunque con alguna mejoría. Las discrepancias en sus estimaciones se pueden deber entre otras, a que en ocasiones es difícil su diagnóstico y se puede confundir como síntoma de un problema emocional y no como el problema clínico principal. Por otra parte, es bien conocido que los problemas de sueño acompañan a los trastornos mentales.

Se estima que el 75% de los pacientes enfermos psiquiátricos tienen dificultades para dormir en la fase aguda de su enfermedad; es decir, la alteración del sueño es un rasgo clínico o un criterio diagnóstico de muchas clases de psicopatologías.

El insomnio puede aquejar a cualquier persona en algún momento de su vida o puede ser un padecimiento crónico para otros.

En los casos leves esta dificultad trae como consecuencia la disminución en la calidad de vida de la persona. En los casos crónicos puede afectar seriamente la salud mental y física de quien lo padece puesto que produce disminución de la atención, concentración y motivación, somnolencia diurna, fatiga, irritabilidad, tensión, ansiedad e infelicidad.

Factores que influyen en el curso y evolución del insomnio

Para el manejo adecuado del insomnio es necesario tener en cuenta los factores que afectan su desarrollo. Estos factores son de tres tipos:

1. Los perpetuadores como el condicionamiento, abuso de sustancias, funcionamiento ansioso, mala higiene de sueño.
2. Los precipitantes como situacionales, ambientales, médicos, psiquiátricos y medicación prescrita.
3. Los predisponentes que son: rasgos de personalidad, ciclo vigilia-sueño, ritmo circadiano, mecanismos de defensa y la edad.

La mayoría de los adultos han experimentado insomnio o falta de sueño en un momento u otro de su vida y se estima que un 30% -50% de la población en general se ven afectados por el insomnio, y el 10% tiene insomnio crónico. El insomnio afecta a todos los grupos de edad, pero entre los adultos, afecta a más mujeres que hombres y la incidencia tiende a aumentar con la edad. Por lo general es más común en personas de bajo nivel socioeconómico, así como en los alcohólicos crónicos y pacientes con enfermedad mental.

Realmente se trata de un síntoma, no un diagnóstico independiente o una enfermedad. El insomnio, por lo tanto, puede ser debido a una calidad o cantidad inadecuada de sueño, por lo que no se puede definir por el número específico de horas de sueño que se tiene, ya que las personas varían ampliamente en sus necesidades de sueño. Aunque la mayoría de nosotros sabemos lo que es el insomnio y cómo nos sentimos, especialmente después de pasar una o más noches en vela, pocos buscan ayuda médica porque evitan medicarse.

El estrés es la afección que con más frecuencia provoca insomnio a corto plazo y los síntomas son intensos. De no tratarse, puede convertirse en insomnio crónico.
Parece haber una asociación entre la depresión, la ansiedad y el insomnio. Aunque la naturaleza de esta asociación es desconocida, las personas con depresión o ansiedad fueron significativamente más propensas a desarrollar insomnio.

Causas

El insomnio puede ser causado por una serie de razones diferentes que se pueden dividir en factores de situación, enfermedades médicas o psiquiátricas o problemas primarios del sueño. Habitualmente se desencadena por:

Jet lag (viajes)
Cambios en el trabajo por turnos
Ruido excesivo o desagradable
Temperatura ambiente incómoda (demasiado caliente o demasiado fría)
Situaciones estresantes de la vida (preparación de exámenes, pérdida del ser querido, desempleo, divorcio o separación)
Presencia de una enfermedad aguda médica o quirúrgica u hospitalización
El retiro de medicamentos de drogas, alcohol, sedantes o estimulantes
Insomnio relacionado con la altura (montaña)
Ciertos problemas físicos (dolor, fiebre, problemas respiratorios, congestión nasal, tos, diarrea, etc.) también pueden llevar a alguien a tener insomnio. El control de estos síntomas y sus causas subyacentes puede conducir a la resolución de insomnio.

Insomnio crónico o de larga duración

La mayoría de las causas del insomnio crónico o de larga duración suelen estar vinculadas a un trastorno psiquiátrico subyacente o fisiológico.

Causas psicológicas:
    Ansiedad
    Depresión
    Estrés (mental, emocional, etc., de la situación)
    Esquizofrenia
    Manía (trastorno bipolar)

El insomnio puede ser un indicador de depresión y muchas personas tienen insomnio durante las fases agudas de una enfermedad mental. Como se mencionó anteriormente, la depresión y la ansiedad están fuertemente asociadas con el insomnio, siendo las preferentes la ansiedad y la depresión.

Causas fisiológicas:
Las causas fisiológicas van desde los trastornos del ritmo circadiano (alteración del reloj biológico) y del sueño-vigilia, a una variedad de condiciones médicas, entre ellas:
    Síndrome del dolor crónico
    Síndrome de fatiga crónica
    Insuficiencia cardíaca congestiva
    Angina de pecho
    Enfermedad de reflujo gástrico
    Enfermedad pulmonar obstructiva crónica
    Asma nocturno
    Apnea del sueño obstructiva.

Enfermedades degenerativas, tales como enfermedad de Parkinson y de Alzheimer (a menudo el insomnio es el factor decisivo para la colocación en hogares de ancianos.)

Tumores cerebrales, accidentes cerebrovasculares, traumatismos en el cerebro.

Grupos de alto riesgo para el insomnio

Viajeros
Trabajadores por turnos con el cambio frecuente de los horarios
Personas mayores
Adolescentes o adultos jóvenes estudiantes
Mujeres embarazadas
Mujeresen menopausia
Personas que usan drogas
Alcohólicos

Medicamentos relacionados con el insomnio

Medicamentos para el resfriado y el asma.
Algunos medicamentos utilizados para tratar la hipertensión arterial.
Algunos medicamentos utilizados para tratar la depresión, la ansiedad y la esquizofrenia.

Otras causas del insomnio

Estimulantes más comunes asociados con la falta de sueño incluyen la cafeína y la nicotina. Debe limitarse su ingesta incluso durante el día.
Las personas a menudo usan el alcohol para ayudar a inducir el sueño, sin embargo, es una elección pobre. El alcohol se asocia con la interrupción del sueño y crea una sensación de no haber dormido profundamente.
Un compañero de cama perjudicial con fuertes ronquidos o movimientos periódicos de las piernas también pueden afectar a la capacidad de dormir bien por la noche.

Síntomas

Los médicos asocian una variedad de signos y síntomas que se relacionan con el insomnio. A menudo, estos síntomas se entrelazan con otras condiciones médicas o mentales.

Algunas personas con insomnio pueden quejarse de dificultad para dormirse o se despiertan frecuentemente durante la noche. El problema puede empezar con el estrés. Luego, a medida que comienza a asociar la cama con la incapacidad para dormir, el problema puede llegar a ser crónico.

Muy a menudo los síntomas diurnos requerirán que los afectados acudan al médico. Los problemas causados del insomnio durante el día incluyen los siguientes:

Falta de concentración y atención
Dificultad con la memoria
Deterioro de la coordinación motora
Irritabilidad e interacción social limitada
Accidentes automovilísticos a causa de la fatiga.

La gente puede empeorar estos síntomas durante el día por los intentos para tratar los síntomas.

El alcohol y los antihistamínicos pueden agravar los problemas de la privación del sueño.

Otros han tratado de encontrar ayuda en los medicamentos de venta libre.

Muchas personas con insomnio no se quejan de somnolencia durante el día, y de hecho, pueden tener dificultad para conciliar el sueño durante las siestas durante el día.

CAPÍTULO 4

Trastornos primarios del sueño

Además de las causas y condiciones mencionadas anteriormente, también hay una serie de afecciones que están asociadas con el insomnio, en ausencia de otra enfermedad subyacente. Son los llamados trastornos primarios del sueño, en la que el trastorno del sueño es la principal causa de insomnio. Estas condiciones suelen causar insomnio crónico o de larga duración. Algunas de las enfermedades se enumeran a continuación:

El **insomnio idiopático** (de causa desconocida) o el insomnio infantil, que comienzan temprano en la vida y da lugar a problemas con el sueño toda la vida. Esto puede darse en familias.

Apnea central del sueño. Este es un trastorno complejo. Puede ser la causa principal del propio insomnio o puede ser causado por otras condiciones, tales como lesiones cerebrales, insuficiencia cardiaca, altitud, y niveles bajos de oxígeno.

Síndrome de las piernas inquietas. Una condición asociada con sensaciones que se perciben durante el sueño y que se alivia con el movimiento de las piernas.

PLM trastorno del movimiento (una condición asociada con el movimiento involuntario de las piernas repetidas durante el sueño)

Trastornos del ritmo circadiano. (Alteración del reloj biológico), que se origina por cambiar la hora del sueño (por ejemplo, ir a dormir tarde y levantarse tarde, o irse a dormir muy temprano y levantarse muy temprano).

Dormir con una **percepción errónea** del estado, en la que el paciente tiene una percepción o sensación de no dormir adecuadamente, pero no hay objetivos (polisomnografía o actigráfico).

El síndrome de **sueño insuficiente**, en el que el sueño de la persona es insuficiente debido a situaciones ambientales y estilos de vida, como dormir en una habitación luminosa y ruidosa.
Inadecuada higiene del sueño, en el que el individuo tiene falta de sueño o hábitos de sueño erróneos.

Síndrome de Apnea Obstructiva del Sueño (SAOS)

Se trata de una alteración que consiste en muchos períodos durante los cuales la respiración se detiene durante 10 segundos o más cuando se duerme. El enfermo se despierta brevemente después de cada episodio de haber dejado de respirar para empezar a respirar de nuevo. Normalmente, no se recuerdan las veces en que se despiertan brevemente, pero el sueño queda perturbado. Como resultado, se siente somnoliento durante el día. Una persona típica con esta enfermedad tiene exceso de peso, y suele ser varón, de mediana edad, y con voz ronca y alta. Sin embargo, puede afectar a cualquiera y el tratamiento por lo general funciona bien.

La apnea palabra significa, sin aliento, es decir, la respiración se detiene. En el caso del SAOS, la respiración se detiene debido a una obstrucción en el flujo de aire por las vías respiratorias que se produce en la garganta en la parte superior de las vías respiratorias. También pueden darse episodios en los que la respiración se vuelve anormalmente lenta y poco profunda. Debido a que también pueden darse episodios de hipopnea, los médicos a veces usan el término del sueño obstructivo / hipopnea.

Cuando dormimos, los músculos de la garganta se relajan y se vuelven blandos (como otros músculos), y en la mayoría de la gente, esto no afecta a la respiración. Si se tiene OSAS, los músculos de la garganta tan relajada y flexible durante el sueño causan una reducción o incluso una obstrucción completa de la vía aérea. Cuando las vías respiratorias se estrechan y el flujo de aire se restringe, al principio causa una pequeña insuficiencia, pero si hay una obstrucción completa, entonces la respiración se detiene de hecho (apnea) durante unos 10 segundos. El nivel de oxígeno en la sangre va disminuyendo y esto es detectado por el cerebro que ordena el despertar y hacer un esfuerzo adicional para respirar. A continuación, se comienza a respirar de nuevo con unas cuantas respiraciones profundas, llega el sueño rápidamente y ni siquiera se es consciente de que se ha despertado.

A veces, la vía aérea sólo se colapsa parcialmente y puede llevar a hipopnea. La respiración se vuelve anormalmente lenta y poco profunda y si esto sucede, la cantidad de oxígeno que llega al cuerpo puede reducirse a la mitad. La hipopnea también suele durar unos 10 segundos cada episodio.

Si alguien observa, se dará cuenta de que ha dejado de respirar por un corto tiempo, y luego hace un fuerte ronquido, tal vez como si se estuviera ahogando, hay un breve despertar, y luego de nuevo a dormir.

Es bastante común para muchas personas tener algún episodio de apnea cuando se está dormido, y a menudo terminar con un resoplido. Esto no es motivo de preocupación. De hecho, algunas personas cuando duermen tienen períodos de 10-20 segundos durante los cuales no respiran. Sin embargo, las personas con SAOS tienen muchos episodios de este tipo durante la noche. Para el diagnóstico de SAOS es necesario tener al menos cinco episodios de apnea, hipopnea, o de ambos eventos por hora de sueño. Sin embargo, hay diferentes niveles de severidad de SAOS (leve, moderada o grave).

Las personas con SAOS grave pueden tener cientos de episodios de apnea por la noche y que se pueden clasificar así:

Leve-entre 5-14 episodios por hora.
Moderado-entre 15-30 episodios por hora.
Grave - más de 30 episodios de una hora.

Por lo tanto, si se padece SAOS, es posible que se despierte muchas veces durante la noche, aunque no se acordará de la mayor parte de estos tiempos, y el sueño se ha visto muy afectado. Como consecuencia de ello, lo normal es que se sienta sueño durante el día. La somnolencia durante el día en alguien que ronca fuerte en la noche es el sello clásico de alguien que tiene SAOS.

¿Quién puede padecer apnea obstructiva del sueño?

La SAOS puede ocurrir a cualquier edad, incluso en los niños. Sin embargo, con mayor frecuencia se da en hombres de mediana edad que tienen sobrepeso o son obesos. Se cree que por lo menos 4 de cada 100 hombres de mediana edad y 2 de cada 100 mujeres de mediana edad desarrollan el SAOS.

Los factores que aumentan el riesgo de SAOS en desarrollo, o pueden empeorar las cosas, son las siguientes:

Sobrepeso y la obesidad. Especialmente si se tiene un cuello grueso por exceso de grasa.

Beber alcohol en la noche. El alcohol relaja los músculos más de lo normal y hace que el cerebro responde menos a un episodio de apnea. Esto puede conducir a episodios de apnea más grave en las personas que de otra manera pueden tener SAOS leve.

Agrandamiento de las amígdalas.

Tomar medicamentos sedantes.

Dormir boca arriba en vez de lado.

Tener una mandíbula pequeña o retroceso inferior (una mandíbula que se encuentra más atrás de lo normal).

Fumar

Historia familiar de SAOS.

Síntomas

Las personas con SAOS pueden no ser conscientes de que tienen este problema, ya que no suelen recordar los tiempos de vigilia en la noche. A menudo es un compañero de habitación, padres o pareja, quienes se preocupan por los ronquidos fuertes y los episodios recurrentes de apnea.

Somnolencia durante el día.

Esto se refiere a la sensación de necesitar dormir o simplemente encontrarse cansado. Las personas con SAOS grave pueden quedarse dormidas durante el día, con graves consecuencias. Por ejemplo, al conducir, especialmente en largos viajes monótonos, como en una autopista.

Una preocupación particular es la mayor frecuencia de accidentes automovilísticos que involucran a conductores con SAOS quienes tienen un riesgo 7,12 mayor de tener un accidente de tráfico en comparación con el promedio.

Falta de concentración y funcionamiento mental deficiente durante el día.

No sentirse descansado al despertar.

Dolores de cabeza matutinos.

Depresión.

Estar irritable durante el día.

Algunas personas con SAOS encontrar que se levantan a orinar con frecuencia durante la noche.

Sudoración nocturna.

Disminución del deseo sexual.

Reflujo gastro-esofágico.

Hipertensión arterial.

Glucosa inestable en sangre.

Tratamiento

Perder algo de peso.

No beber alcohol durante 4-6 horas antes de irse a la cama.

No usar medicamentos sedantes.

Dejar de fumar

Dormir de lado o en una posición semi-apoyado.

Presión respiratoria positiva continua (CPAP). Este tratamiento consiste en usar una máscara cuando se duerme.

Una bomba eléctrica silenciosa está conectada a la máscara para bombear aire de la habitación en la nariz a una presión ligera. La presión de aire aumenta ligeramente y mantiene la garganta abierta cuando se está respirando en la noche y así evita la obstrucción del flujo de aire. La mejora con este tratamiento a menudo es muy buena.

Hay que tratar igualmente problemas de irritación de la garganta y sequedad o sangrado dentro de la nariz.

Existen dispositivos que se pueden usar dentro de la boca cuando se duerme. Actúan tirando de la mandíbula hacia delante un poco para que la garganta no se reduzca. Estos dispositivos se parecen un poco a los protectores bucales de los deportistas.

Sonambulismo

El sonambulismo se caracteriza por un comportamiento complejo en posición erecta (en pie) realizado durante el sueño. De vez en cuando se habla sin sentido y se camina dormido. Los ojos de la persona están normalmente abiertos, pero tienen una característica vidriosa, "una mirada a través de ti".

Esta actividad se presenta más comúnmente durante la mitad de la infancia y la adolescencia, coincidiendo también con las proyecciones astrales fuera del cuerpo. Aproximadamente el 15% de los niños entre 4-12 años de edad experimentarán sonambulismo. En general, los comportamientos de sonambulismo se resuelven al final de la adolescencia, sin embargo, aproximadamente el 10% de todos los sonámbulos comenzará su comportamiento en la adolescencia. Se ha observado una tendencia genética.

Hay cinco etapas del sueño que se desarrollan así:

Las etapas 1, 2, 3 y 4 se caracterizan por no-movimientos oculares rápidos (NREM). El ciclo REM (movimiento ocular rápido) es el ciclo del sueño asociado con el sueño, así como por la secreción de importantes hormonas esenciales para el crecimiento y el metabolismo.
Cada ciclo del sueño (fases 1, 2, 3, 4 y REM) dura alrededor de 90 a 100 minutos y se repite durante

toda la noche. Así, la persona experimenta como promedio 4-5 ciclos de sueño por noche completa.
El sonambulismo se produce durante el ciclo del primer sueño o segundo durante las etapas 3 y 4. Debido al breve periodo de tiempo involucrado, el sonambulismo no suele ocurrir durante las siestas.
Al despertar, el sonámbulo no tiene memoria de su comportamiento.

Causas

Factores genéticos
El sonambulismo es más frecuente en los gemelos idénticos, y es 10 veces más probable que ocurra si un familiar de primer grado tiene un historial de sonambulismo.

Factores ambientales
La privación del sueño, los horarios caóticos de sueño, la fiebre y el estrés, la deficiencia de magnesio, y la intoxicación por alcohol, pueden desencadenar el sonambulismo.

Las drogas, por ejemplo, sedantes e hipnóticos, los neurolépticos (medicamentos utilizados para tratar la psicosis), los tranquilizantes menores (benzodiacepinas), los estimulantes (drogas que aumentan la actividad) y los antihistamínicos (medicamentos utilizados para tratar los síntomas de la alergia), pueden causar sonambulismo.

Factores fisiológicos
La longitud y profundidad del sueño de onda lenta, que es mayor en los niños pequeños, puede ser un factor en el aumento de la frecuencia de sonambulismo en los niños.
Condiciones físicas como el embarazo y la menstruación, se sabe que aumentan la frecuencia de sonambulismo.

Enfermedades asociadas:

Arritmias (ritmos cardíacos anormales)
Fiebre
Reflujo gastroesofágico (regurgitar líquido o alimentos del estómago al esófago).
Asma
Convulsiones nocturnas
Apnea obstructiva del sueño (la respiración se detiene temporalmente mientras se duerme).
Los trastornos psiquiátricos, por ejemplo, trastorno de estrés postraumático, ataques de pánico, o los estados disociativos (por ejemplo, trastorno de personalidad múltiple).

Síntomas

Los episodios van desde caminar tranquilamente por la habitación, hasta la carrera agitada o los intentos de "escapar". Los pacientes pueden aparecer torpes y aturdidos en sus comportamientos.

Por lo general, los ojos están abiertos, con un aspecto vidrioso, mirando como una persona que vaga por la casa en silencio. No caminan con sus brazos extendidos al frente, como erróneamente se representaban en las películas.

Si se les habla, las respuestas son lentas, con pensamientos sencillos, conteniendo frases sin sentido, o están ausentes.

Si la persona es devuelta a la cama sin despertar, no suele recordar el evento.

Los niños mayores, que pueden despertarse más fácilmente al final de un episodio, a menudo se sienten avergonzados por el comportamiento (sobre todo si no es apropiado). En lugar de caminar, algunos niños presentan comportamientos repetidos (por ejemplo, enderezar sus pijamas). También puede darse enuresis (orinarse).

El sonambulismo no está asociado con problemas de sueño anteriores, ni por dormir solos en una habitación o con otros. Tampoco por el miedo a la oscuridad, o arrebatos de ira.

Algunos estudios sugieren que los niños que son sonámbulos pueden haber sido más inquietos al dormir cuando tenían 4-5 años de edad, y con despertares más frecuentes durante el primer año de vida.

CAPÍTULO 5

TÉCNICAS BÁSICAS PARA DORMIR

LA RESPIRACIÓN RELAJANTE

"Respirar solamente por un orificio nasal estimula la actividad en el hemisferio del cerebro correspondiente, mientras frena el opuesto. Este hallazgo sugiere una posibilidad no-invasiva para el tratamiento de numerosos problemas de conducta y del humor".
Werntz

Todos sabemos que cuando estamos en el seno materno respiramos en un medio líquido e inmediatamente que nacemos pasamos a respirar aire sin ningún problema, olvidándonos totalmente de nuestra capacidad anterior de respirar fluidos. A partir de entonces, el aire constituye la parte más esencial de la existencia y sin él no sobrevivimos más allá de diez minutos, y eso en los mejores casos.

Sin embargo, pocas personas se preocupan de respirar correctamente ni de utilizar la respiración como método de salud o relajación. Controlando nuestro modo y tiempo de respirar podremos conseguir tanto mejorar nuestro carácter como nuestro cuerpo. Mientras que una respiración agitada nos predispone a la agresividad y la ansiedad, un ritmo lento y profundo nos relaja y facilita nuestra relación con los demás.

Puesto que mediante la respiración podemos controlar parcialmente nuestras emociones y contando, además, con la ventaja de lo sumamente fácil que es respirar adecuadamente, nada mejor que utilizar los métodos yoghis del Pranayama para mejorar nuestra salud. Con ello conseguiremos una mejor energía y una revitalización de nuestras facultades, ya que esta técnica provoca el desarrollo de las facultades internas que pueden permanecer ignoradas.

Estos son los efectos de la respiración autónoma que todos efectuamos de manera inconsciente:

- Transporte dentro del organismo del oxígeno y el anhídrido carbónico.
- Intercambio de los gases en los alvéolos pulmonares.
- Masaje continuado y rítmico sobre el corazón y las vísceras abdominales.
- Conversión de la sangre venosa en arterial.
- Regulación del equilibrio ácido-base.
- Suministro de la energía a todo el organismo.

La ventaja que proporciona esta técnica respiratoria es que permite utilizar los pulmones al máximo de su capacidad, lo que unido a las posiciones o Asanas conseguiremos un efecto terapéutico muy intenso. Junto a una mayor captación y aprovechamiento del oxígeno lograremos una mayor amplitud en la caja torácica, una mayor resistencia al ejercicio continuado y una disminución de las enfermedades broncopulmonares. La facilidad con la cual podemos eliminar las mucosidades acumuladas nos permitirán resistir mucho mejor los meses invernales y vaciar plenamente los pulmones de dióxido de carbono, eliminando totalmente el aire residual y permitiendo que entre mucha mayor cantidad de oxígeno.

Los primeros efectos son un aumento del calor corporal, mayor cantidad de sudor y una mayor acidosis respiratoria que provocará una relajación óptima gracias a la puesta en marcha de los mecanismos de autorregulación del pH.

Otros efectos:

- Masaje en los pulmones y el corazón.
- Masaje en el diafragma.
- Aumento de la presión venosa en la parte superior.
- Mejor irrigación cerebral.
- Descompresión cerebral aumentada en la espiración.
- Masaje en las estructuras craneales.
- Eliminación de miedos y angustias.
- Moderación de la agresividad y la competitividad.
- Eliminación de las tensiones musculares y contracturas.
- Corrección del egocentrismo.

Diferentes tipos de respiración:

1. Según su **frecuencia**, puede ser lenta (genera reposo y calma, aunque no es apta para estudiar), rápida (aumenta sensiblemente la cantidad de oxígeno y suele ocasionar hiperventilación), rítmica (cuando la mente y el cuerpo trabajan juntos), o irregular (suele ocurrir en la enfermedades o problemas emocionales.)
2. Según el **volumen** desplazado, puede ser superficial (se realiza inconscientemente) o profunda (mejora todo nuestro organismo.)
3. Por el **tiempo** o las fases será inhalante (proporciona seguridad), exhalante (facilita las relaciones humanas), o suspendida (se emplea mucho en el Yoga por la estabilidad emocional que produce.)
4. Según la **región** empleada será abdominal (emplea la zona baja pulmonar y gracias al diafragma permite mayor captación de aire), clavicular (permite poca entrada de aire y es frecuente en las mujeres, ansiosos y enfermos graves), costal (se utiliza la zona media pulmonar), o completa (combina todas las anteriores.)

5. Por la **polaridad**, negativa (lunar) o solar (positiva.) Depende de la fosa nasal por la cual se inspira. La derecha canaliza lo positivo y va directa a la columna vertebral, mientras que la izquierda es la fase negativa que mejora la nutrición.

Algunos aspectos prácticos de la respiración:

Si queremos...

- Aumentar la energía y participar en proyectos conjuntos, haremos respiración completa.
- Si vamos a realizar algún deporte o esfuerzo físico, haremos completa pero muy tensa.
- Si queremos preservar nuestra intimidad emocional, será superficial.
- Cuando presintamos un peligro y queramos defendernos, efectuaremos respiraciones violentas.
- Si queremos relajarnos y ser generosos, efectuaremos respiración completa pero sin esfuerzo.
- Cuando queramos protestar de una injusticia, efectuaremos respiraciones fuertes.
- Si deseamos concentrarnos o ahorrar energía, retendremos la respiración.
- Si vamos a escuchar los razonamientos de alguien, mantendremos la respiración de manera suave.
- Cuando deseemos estar simplemente en el mundo social la respiración será completa pero sin esfuerzo.
- Si deseamos potenciar nuestro Yo, retendremos el aire suavemente.
- Cuando tengamos que otorgar favores o beneficios, soltaremos el aire.
- Si tenemos miedo o dudas, inspiraremos completamente de manera forzada.

- Cuando pensemos que vamos a realizar un fuerte esfuerzo, retendremos el aire con fuerza.
- Si vamos a mandar u ordenar algo a un grupo de personas, soltaremos fuertemente el aire.
- Si tenemos que emprender una acción importante y no queremos equivocarnos, retendremos el aire fuertemente.
- Si sospechamos que van a engañarnos, espiraremos suavemente.
- Cuando necesitemos aislarnos la respiración será superficial con mantenimiento muy suave.

Ejercicios prácticos de respiración

UNO

1. Sentados en el suelo, la columna recta y piernas replegadas sobre sí mismas.
2. Nos tapamos el orificio izquierdo e inhalamos profundamente con el derecho.
3. Nos tapamos ahora el derecho y expulsamos el aire por la izquierda.
4. Tomamos nuevamente aire por el mismo lado izquierdo.
5. Nos tapamos ese lado izquierdo y expulsamos el aire por el derecho.

DOS

1. Sentados en el suelo con la espalda erguida, las piernas recogidas.
2. Ponemos el abdomen en contracción, mientras que inhalamos el aire hacia las zonas costal y clavicular.
3. Nos tapamos ambos orificios de la nariz y retenemos el aire un tiempo cuatro veces superior a la inhalación.

4. Expulsamos el aire por ambos orificios durante un período doble a cuando inspiramos.

TRES

1. Tumbados boca arriba respiramos solamente con el abdomen, sin mover el pecho.
2. Respiramos ahora solamente con el pecho, poniendo la mano en el abdomen para impedir que se mueva.
3. Extendemos los brazos a lo largo de los costados y espiramos. Sin tomar aire, presionamos en el tórax y simultáneamente hinchamos el vientre.
4. Respiramos ahora alternativamente con el abdomen y el pecho.

Respiración depurativa

1. En pie, piernas separadas y manos en la espalda, inspiramos profundamente y retenemos el aire el doble del tiempo.
2. Expulsamos el aire como si tratásemos de apagar una cerilla, sin hinchar los carrillos, y tratando de sacar totalmente el aire de los pulmones.
3. Cuando creamos que ya no nos queda más aire y antes de inspirar, sacaremos todavía el aire residual mediante una fuerte contractura abdominal.

Respiración energética

1. En pie, piernas separadas y brazos sueltos a lo largo del cuerpo.
2. Inspiramos profundamente y retenemos el aire.
3. Elevamos los brazos hacia el frente hasta que lleguen a la horizontal.

4. Cerramos las manos con fuerza y después replegamos los brazos con una fuerte tensión a la altura de las clavículas.
5. Sin aflojar la tensión los extendemos al frente de nuevo, como si empujáramos una pared invisible.
6. Los retraemos con la misma tensión y los ponemos a los costados.
7. Soltamos el aire con fuerza.
8. Descansamos y respiramos con normalidad.

LA RELAJACIÓN

"Acuérdate de conservar la mente serena en los acontecimientos graves"
Horacio

RELAJACIÓN GENERAL

"Acuérdate de conservar en los acontecimientos graves la mente serena".

De lo que tratamos ahora es de lograr un descanso completo en un tiempo mínimo, sea cual sea la hora del día o de la noche elegida.

Estas son algunas recomendaciones:

- Cambiar el orden de nuestro trabajo o sustituir una actividad por otra en ese momento. Como ya he indicado: "descansar es hacer algo distinto". No se trataría solamente de dejar el trabajo habitual y ponerse a leer o escuchar música, sino de pasear, estudiar o reflexionar. Por tanto, podemos sustituir una actividad física por una mental o viceversa, y también cambiar un trabajo físico por otro diferente aunque sea más intenso. Hay personas que se encuentran especialmente bien haciendo deporte en sus ratos libres, otros charlando con los compañeros y algunos dejando volar la imaginación a mundos imposibles. Cualquier modo es bueno, siempre y cuando nos permita reincorporarnos de nuevo llenos de energía a nuestras labores diarias.

- Cesando progresivamente en la intensidad de nuestro trabajo habitual.
- Continuando con el trabajo pero haciendo ejercicios respiratorios adecuados.
- Planeando mentalmente unas vacaciones o nuevas relaciones humanas.
- Si disponemos de un lugar tranquilo, podemos efectuar unos ejercicios de relajación profunda que nos permitirán recuperar energía rápidamente. Para ello debemos relajar especialmente todos los músculos fatigados o contraídos, tratando de concentrarnos en ellos y no en nuestros problemas. La mente debe estar totalmente ausente, aunque sin perder la conciencia. Se trata de aflojar tanto los músculos que no tengamos que realizar ningún gasto energético en ellos.

Pasos a seguir para una relajación profunda:

1. Elija un lugar tranquilo, ventilado y en el que no pueda entrar nadie de improviso. Respecto al ruido, si los sonidos son familiares, bien conocidos, no hay problema porque conseguirá aislarse de ellos.
2. Póngase tumbado boca arriba, con los pies ligeramente separados, los brazos a lo largo del tronco, las manos relajadas y la cabeza suelta, inclinándose de manera natural. No ponga almohadones ni colchones debajo de su cuerpo.

3. La boca suelta, semiabierta, los ojos semicerrados y la mente concentrada en relajar el cuerpo.
4. Haga tres respiraciones profundas y completas.
5. Cada vez que saque el aire de sus pulmones afloje un músculo, hasta que haya conseguido relajar todos.
6. Concéntrese entonces en lograr no sentir ninguna parte de su cuerpo, como si su alma hubiera salido flotando de él.
7. Cuando consiga todo lo anterior, sitúe su mente solamente en la respiración y trate de lograrla cada vez más lenta y profunda.
8. Si ya cree que ha conseguido dominar totalmente su cuerpo deberá ahora guiar sus pensamientos, al principio solamente observando las imágenes que acuden a su mente, sin analizarlas.
9. Ahora es el momento de vaciar sus pensamientos, de que se haga el silencio en su mente y que sus emociones no existan, ni siquiera las buenas.
10. Si ha conseguido todo lo anterior, también conseguirá aislarse tanto del exterior que ya no perciba sonido alguno y ni siquiera la luz entre en sus ojos. La oscuridad y el silencio más absoluto llegarán en ese momento y si su experiencia es muy alta conseguirá integrarse con el universo.

SOFROLOGÍA

Es la ciencia de relajación más científica que existe, al menos entre las que no utilizan ningún elemento adicional que no sea la propia persona, aunque en muchas ocasiones es conveniente acudir a un profesional que nos realice las primeras sesiones.

La sofrología (del griego, *sano de mente*), parte de la idea de que el ser humano puede estar en el mundo de tres maneras conscientes: la normal, la patológica, y la extraordinaria o sofrológica. Todos podemos entrar en cada uno de esos estados de conciencia y pasar de uno a otro de manera voluntaria o accidental. Además, dentro de esos tres estados se encuentran la vigilia y el sueño que le darán una dimensión diferente. Existe un tercer nivel, a caballo entre los dos y denominado sofroliminal, que es el que pretende ser el motivo de esta ciencia de relajación.

Qué duda cabe que durante nuestra existencia cotidiana las circunstancias nos pueden hacer entrar en un estado de conciencia patológico, en el cual nuestras reacciones y sensaciones están desvirtuadas y no corresponden a lo que en realidad son. Las presiones tan altas que conlleva la vida en las sociedades modernas, en la que solamente el hecho de lograr la comida diaria es un duro reto para todos, conducen con frecuencia a una distorsión de la realidad y, por tanto, a un comportamiento patológico.

La persona que quiera entrar dentro del mundo de la sofrología deberá aprender sus técnicas, de la misma manera que aprende a caminar, a realizar algún deporte o a ejercer un trabajo manual. Todo cuanto haga para relajarse deberá tener un sentido lógico, práctico en sí mismo, y aplicado exclusivamente para cada caso particular.

El profesional no se deberá limitar a aprender de memoria unos cuantos razonamientos o teorías sobre la sofrología sino que tendrá que tener unos conocimientos muy profundos sobre el cuerpo humano, especialmente de la fisiología, el comportamiento y las enfermedades mentales. Ambos, profesional y paciente, deberán tener muy presente lo que es el autocontrol, esto es, la no-dependencia en un futuro de ayuda para solucionar nuestros propios problemas, y la capacidad de absorberlos por negativos que sean. Sería, por tanto, un método de relajación de efecto inmediato y aplicable en situaciones de emergencia emocional o física.

Fundamentos

La persona, ya sea por sí misma o con ayuda del terapeuta, debe realizar una autocrítica constructiva, no tanto para averiguar por qué ha llegado a esa situación de descontrol emocional (para eso están otras terapias más profundas), sino para buscar una compensación psicológica y física que le permita sobrellevar sin problemas esa anomalía.

Mediante esa crítica individual trataríamos de reconocer sin problemas qué es lo que motiva nuestra angustia y estrés, así como los trastornos físicos que ello nos provoca. Una vez analizado el mal pasaríamos a potenciar nuestras facultades físicas y psíquicas para, sin ocultar la realidad del problema, intentar fortalecer nuestro cuerpo y que sea capaz de encajar plenamente nuestra, llamémosla así, enfermedad. No se trataría, insisto, de ignorarla y ni siquiera de verla desde otro punto de vista, sino de asimilarla, como asimilamos nuestro sexo, nuestra edad o nuestra nacionalidad.

La persona bajo tratamiento de sofrología no es fácil que sucumba rápidamente a una recaída en su emotividad ante la menor contrariedad, ni debe acudir con urgencia al médico para que le escuche y le dé aliento o medicamentos. Su autocontrol y los métodos de relajación que ha aprendido serán suficientes para que no se desmorone y no tenga ninguna dependencia afectiva o química.

Basándose en los trabajos del doctor López Ibor sobre la hipnosis, las teorías zen y budistas, así como en la propia experiencia mística de los yoghis del Himalaya, los doctores Binswanger y Kierkegaard descubrieron que no solamente la mente puede influir enormemente sobre el cuerpo, sino que el mismo cuerpo puede modificar substancialmente el pensamiento e incluso conducirlo a un estado de placer y relajación.

De lo que se trata es de trabajar el consciente, aquello que percibimos con claridad y que sabemos con certeza que nos está influyendo negativamente en nuestra salud. Ya no se intenta sacar a relucir complejos escondidos ni traumas de la infancia, sino de lograr que nuestro cuerpo sea capaz de controlar los daños psíquicos y físicos que nuestros problemas cotidianos nos producen. Mediante la sofrología podemos influir positivamente sobre todas las áreas mentales, especialmente el consciente, y con su potenciación soportar las adversidades.

Inspirada sensiblemente en las terapias orientales, para la mayoría de las cuales el alma no existe, y su peculiar concepción de la energía o CHI, esta terapia elimina todo cuanto de místico y esotérico pueda existir en el tratamiento de la mente y se concentra en lo que vemos y sabemos.

La razón es el mejor caballo de batalla, y el aprendizaje lo que hace que cualquier persona pueda automedicarse en esta terapia, por decirlo de alguna manera. Si existe un problema no hay que enmascararlo, ni adornarlo con retóricas o explicaciones como se hace en el psicoanálisis, sino hablar de él con sencillez.

Muchos detractores hablan de la sofrología como un sencillo método de concentración mental, mientras que otros lo critican diciendo que en realidad lo que se pretende es poner en trance a las personas y pedirles que se imaginen que están controlando a voluntad cada parte de su cuerpo. También dicen que aunque con esta terapia se intenta que el cuerpo mejore a la mente, en realidad el mayor esfuerzo lo realiza la mente para conseguir la relajación del cuerpo, por lo que al final nos encontraríamos solamente con una especie de Yoga occidental.

Pero la sofrología no quiere que sus practicantes caigan en trance místico y ni siquiera que dejen la mente en blanco mientras se relajan, sino que tomen pleno conocimiento de su cuerpo para ayudar a su mente a que asimile los problemas emocionales que pudieran existir.

Relajados o alertas

Cuando un neófito en esta técnica observa una sesión de sofrología la primera impresión que recibe es que el paciente está semidormido, quizá ausente del entorno y en un estado de relajación profunda. Pero nada de esto es cierto, ya que lo que caracteriza esta técnica de otras similares es que tanto el cuerpo como la mente están en completa alerta. Aunque no se perciba desde el exterior, hay un intenso trabajo físico por parte del paciente.

La sofroterapia permite realizar sus técnicas durante el día, en cualquier lugar, con un estado de alerta mental y física plenamente eficaz, lo mismo que puede simular en ese mismo momento un estado similar al sueño, con un alejamiento mental absoluto del entorno, pero sin los inconvenientes del dormido, o sea, la falta de posibilidad para controlar la situación. Mientras que la persona profundamente dormida no controla sus pensamientos y es presa de ellos, sean buenos o malos, el sofronizado puede conseguir que su cuerpo tenga las mismas sensaciones que cuando duerme en cuanto a descanso muscular se refiere, pero manteniendo una alerta mental absoluta que le permitiría "volver a la realidad" cuando quisiera.

Este estado o nivel se denomina "nivel sofroliminal" y tiene todas las ventajas del sueño placentero y ninguno de sus inconvenientes. Su cuerpo, plenamente relajado, consigue un estado de descanso total que le permitiría recuperarse en pocos minutos de un trabajo físico intenso, mientras que la mente se ejercita y se potencia por este trabajo tan especial. Al mismo tiempo y mientras el cuerpo descansa profundamente, se aprovecha para potenciar la gran cantidad de habilidades y facultades que una persona tiene que ser capaz de desarrollar en su vida, como por ejemplo: sensaciones en sus cinco sentidos, percepción del tiempo y del espacio, sentimientos y emociones hacia las personas y cosas, memorización de los nuevos estímulos, recordatorio de lo ya aprendido, pensamiento y concentración en lo que hacemos y vamos a realizar, contemplación simple de lo que vemos, expresión adecuada del lenguaje, aprendizaje de nuevas materias, capacidad para comunicarse con las personas, control y expresión de los impulsos sexuales, conservación de la salud, imaginación para el futuro, afectividad y cariño, capacidad para superarse, racionalización de lo que ve y hace, voluntad para seguir viviendo y trabajando, moral y lucha por sus sentimientos místicos o religiosos, etc.

Más fuertes y más conscientes

Ya hemos explicado que la sofrología está muy alejada de cualquier técnica de relajación, lo mismo que lo está de las teorías místicas o religiosas que tratan de involucrar al hombre en destinos superiores al resto de las especies. Lo que se pretende con estas técnicas es simplemente estar más capacitados para responder a las demandas de la vida diaria, sean buenas o malas, nos gusten o no nos gusten. Para ello, es esencial tener conciencia de lo que vivimos y no tratar de huir de aquello que es inevitable. Las circunstancias que nos rodean son como son y debemos estar preparados y capacitados para absorberlas sin demora ni justificaciones.

No se pretende tampoco hacer una raza de superhombres, serenos y eficaces ante cualquier problema, ni tampoco hacer de una persona débil un valiente fortachón que no se atemoriza con nada y es capaz de responder con decisión en cualquier circunstancia. Quizá una buena explicación sería eliminar bloqueos corporales o mentales que nos impidan ser como en realidad somos, o cómo podríamos ser con un entrenamiento adecuado. Por ello tampoco podemos lograr aumentar supuestas facultades intelectuales escondidas o dormidas, ni tratar de solucionar todos los problemas que llevemos encima. La panacea y los milagros no tienen cabida en la sofrología.

Todo el mecanismo para relajarnos es muy sencillo, no tiene varias explicaciones, ni se puede considerar una técnica superior para personas inteligentes. Ello no implica que las primeras sesiones deban realizarse de manera autodidacta, sin el asesoramiento de un profesional, ya que no podemos olvidar que estamos influyendo y hasta manipulando las emociones de las personas, y una mala interpretación inicial puede provocar daños en personas ya de por sí psicológicamente necesitadas de ayuda.

Psicología o técnica

Quizá la primera vez que una persona acude a un sofrólogo espera encontrarse con un consejero psicológico, un psiquiatra o cuando menos un filósofo a quien podemos contar nuestros problemas más íntimos. No es esta la misión del profesional, aunque es posible y hasta razonable que antes de comenzar las terapias se entable un diálogo entre paciente y terapeuta, más que nada porque siempre existe una necesidad imperiosa por parte de la persona afectada de contar su problema, lo que en principio puede ser el inicio de la curación.

Pero inmediatamente el tratamiento irá por los caminos adecuados, que no son otros que el potenciar la conciencia para resolver de una manera indirecta el estado que nos causa daño. Por tanto, el terapeuta no tendrá que dominar necesariamente las bases de la psicología, al menos más allá de lo que necesita cualquier profesional de la salud, como tampoco deberá administrar ningún fármaco que supuestamente refuerce la terapia.

Algunos profesionales gustan de realizar ejercicios de sofronización que permitan hablar de experiencias negativas en el pasado, más que nada para que no sigan permaneciendo en el subconsciente haciendo daño. Ello permite que los problemas actuales puedan encararse igualmente con valentía, quizá porque son producto de errores en el pasado, y elaborar un plan de comportamiento cara al futuro, pero ahora aceptando ya lo inevitable y corrigiendo las alteraciones. En resumen, se trataría de pasar de la situación de conciencia normal a la sofrológica, pero ahora de manera consciente, reflexiva, relajada y plenamente despierto.

Como final del tratamiento, la persona deberá desligarse incluso de las terapias aprendidas, no utilizándolas cada vez que vuelva a tener un problema, ya que así entraría en un estado de dependencia psíquica y física que se pretende evitar. No se trata de cambiar un medicamento por la sofrología, sino de elevar los tonos físico y mental excesivamente contraídos, permitiendo un estado de relajación que nos permita afrontar los problemas diarios. Con el paso de los tiempos este entrenamiento habrá quedado grabado ya para siempre en nuestra memoria, y al igual que cualquier aprendizaje, saldrá instintivamente a la luz cuando las circunstancias lo requieran, sin necesidad de acudir de nuevo al sofrólogo.

Patologías a tratar

Esta sería una resumida lista de las enfermedades o aplicaciones en las cuales la sofrología puede constituir una terapia única:

- Como terapia conjunta en problemas psicológicos como estrés, depresiones, neurosis, problemas de adaptación social, anomalías del comportamiento y psicosis poco profundas.
- En la preparación al parto y durante éste.

- Para ayudar a respirar en las enfermedades bronquiales y asmáticas, así como en las alergias que influyen en el sistema respiratorio.
- En las taquicardias, cardiopatías, riesgo de infartos y la tensión arterial alta o descompensada.
- En todos los deportistas de elite para ayudarles a potenciar su organismo y mejorar su adaptación al sobresfuerzo. De especial interés es su utilidad en aquellas prácticas deportivas que implican un buen equilibrio del sistema nervioso, como pueden ser el tiro al blanco, el tiro con arco, la esgrima o la gimnasia rítmica. También se emplea en los deportes de contacto que necesitan un buen control psíquico, como las artes marciales.
- Para mejorar enfermedades en las cuales el componente emocional es decisivo, como es el caso de las úlceras gástricas, la obesidad, la psoriasis o las disfunciones tiroideas.
- También será de ayuda para mejorar anomalías sexuales como la frigidez, impotencia, vaginismo o eyaculación precoz.
- En las contracturas musculares, tortícolis o ciáticas.
- Como preparación a la anestesia o cuando se recomiende la anestesia local. También para aliviar las molestias postoperatorias.
- En los trabajos odontológicos molestos pero que no requieran anestesia local.

El procedimiento

Inicialmente necesitará a una persona que le vaya mencionando las frases que se citan a continuación, aunque cuando domine el sistema podrá entrar en un adecuado estado sofrológico en solitario.

1. Siéntese en una silla cómoda o en una cama con las manos descansando en su regazo o lateralmente.
2. Efectúe tres respiraciones profundas y lentas. Cada vez que inhale, visualice cómo se llenan sus pulmones de aire limpio, fresco.
3. Cuando exhale, debe eliminar todo tipo de tensión en sus pulmones.
4. Ahora mire fijamente una mancha en la pared o techo, respire profundamente y relájese.
5. Su cuerpo está relajándose, muy profundamente.
6. Sus ojos están poniéndose pesados y están cerrados.
7. Está entrando en un profundo estado de relajación muy agradable.
8. Su mente está alerta y consciente, y su cuerpo está relajándose, perfectamente. Usted se siente bien, saludable y absolutamente relajado.
9. Cada respiración profunda que tome le permite relajarse más y más profundamente.
10. Cada sonido que oye le permite relajarse más profundamente.
11. Nada lo perturba. Simplemente respire profundamente y relájese.
12. Permita que todos sus músculos se relajen cada vez que realice esa orden a su cuerpo.
13. Cada respiración que tome le hace relajarse más y cada sonido que oye le lleva a un sueño más profundo.
14. Su mente está alerta y consciente y su cuerpo está relajándose perfectamente. Ahora permita a sus párpados que estén pesados.
15. Deje sus ojos libres porque están muy cansados. Empiece a cerrar sus párpados sin fuerza; esto le permitirá relajarse más profundamente, más que nunca en su vida.
16. Está llegando a un sueño profundo y maravilloso.

17. Su mente está agudamente alerta y consciente, pero su cuerpo está perfectamente relajado.
18. Ahora imagínese que con sus ojos cerrados herméticamente puede ver fuera de un agujero imaginario en la frente.
19. Imagine que está saliendo fuera de ese agujero o ventana imaginaria y que puede ver una escena relajada y bonita alrededor.
20. Ahora piense en un cielo nocturno, o una escena de día hermosa con montañas y árboles, o un lago o la orilla del océano. O, puede estar imaginándose un cuarto cómodo o lugar muy silencioso.
21. Ahora cuente 3-2-1 muy lentamente. Con cada número efectúe una respiración profunda. Después exhale profundamente, e intente relajarse más profundamente. Sienta la tensión que deja sus pulmones.
22. Ahora está más profundamente y completamente relajado que antes, consciente y en paz.
23. Su cuerpo se siente totalmente relajado mientras que su mente está agudamente alerta, consciente y muy poderosa.
24. Usted puede lograr lo que quiera cuando ejecute su propio poder.
25. Dormirá mejor en sus horas de sueño y encontrará más energía cuando esté despierto.
26. Su vida está mejorando.
27. Se siente bien, consciente y completamente relajado.
28. Cuente de 1 a 5 y cuando diga 5, estará alerta y despierto, sintiéndose mejor que nunca en su vida.
29. Bien: uno, dos, tres, cuatro, cinco.
30. ¡Usted está despierto, alerta y sintiéndose mejor en todos los sentidos!

Ejercicios caseros de relajación profunda

Esta tabla de ejercicios los puede practicar cuando llegue a su casa después de una agotadora jornada laboral o cuando los problemas sean tan importantes que estén a punto de alterarle seriamente. El consejo es que sustituya siempre el consumo de medicamentos o alcohol, por estos ejercicios.

1. Túmbese en el suelo de espaldas sobre una alfombra. Ponga una almohada debajo de sus pies y un pequeño cojín en sus riñones, y quizá también le será necesario una almohada cervical en la nuca. Lo importante es que la postura sea tan cómoda que no desee levantarse durante bastante tiempo. Evite dormirse.

2. Cierre suavemente los ojos y trate de pensar en algún paisaje de película, pero no elija ningún lugar en el cual haya vivido experiencias anteriores, aunque sean placenteras. Lo importante es que su imaginación sea imparcial, no un recordatorio de épocas pasadas. Si tiene música ambiental procure que sea muy melódica.

3. Dicte continuadas órdenes a todo su cuerpo para que se relaje y para que no sienta absolutamente nada. No se olvide también de relajar su respiración, su mandíbula y sus párpados. Si está perfectamente relajado dejará de percibir su cuerpo, y su mente quizá abandone ese lugar y prefiera viajar.

4. Intente imaginarse que es capaz de levitar, que se está elevando del suelo y que se acerca al techo, sin esfuerzo.

5. Una vez que ha alcanzado la paz mental que necesitaba, es el momento de estirar todo su cuerpo. Primero contraiga fuertemente ambas manos y ciérrelas con fuerza. Después de unos segundos ábralas y trate de estirarlas con igual energía. Para final, relájelas y déjelas caer sin fuerza en la alfombra.

6. Haga lo mismo con sus pies, cerrándolos con fuerza y después abriéndolos. También tiene que tirar del

empeine hacia arriba y posteriormente hacia delante. Relájelos después igual que hizo con las manos.

7. Recoja una rodilla y tráigala hacia el tórax. Después empuje la pierna hacia el frente, como si empujara una pared invisible. Relaje la pierna y cambie a la otra.

8. Haga lo mismo con los brazos, cerrándolos hacia el hombro y luego estirándolos con fuerza hacia el frente. Cambie de brazo y relaje profundamente ambos.

9. Con los brazos estirados a lo largo del cuerpo arquee la espalda hacia arriba y manténgase así unos segundos. Relájese después y deje esa zona como muerta, insensible.

10. Ahora tendrá que desplazarse cerca de una pared para apoyar los pies en ella. Déjelos así unos segundos para que la sangre de las pantorrillas descienda hacia su corazón.

11. Estire bien las piernas y ábralas en forma de uve, siempre apoyadas en la pared. Permanezca así al menos un minuto.

12. Finalmente, la incorporación debe hacerse paulatinamente. Primero apóyese en los antebrazos durante un minuto, después siéntese y ponga la cabeza en las rodillas, para levantarse poco a poco.

CAPÍTULO 6

Reglas para el buen dormir

1. Pensemos en lo bien que vamos a dormir:

Como la inmensa mayoría de los desórdenes del sueño tienen un origen psicológico, no médico, se deduce que lo que te digas a ti mismo tiene gran incidencia en lo bien o mal que duermas. En otras palabras: si piensas que vas a dormir bien por la noche, probablemente sea así. Por desgracia, muchas personas hacen justamente lo contrario y pasarán una noche sin dormir, se sentirán mal al día siguiente y comenzarán a temer que llegue la noche. Caen en el catastrofismo diciéndose a sí mismos lo temible que será si vuelven a quedarse sin dormir. Esta es la peor cosa que puede hacerse. El sueño, al igual que la relajación o el sexo, es una de las funciones humanas que no pueden forzarse.

2. Ejercicio regular:

Las personas que hacen ejercicio a diario obtienen más sueño profundo que las sedentarias. Los estudios demuestran que cuando dejan de hacer ejercicio hay una reducción correspondiente en la cantidad de sueño profundo. Ejercitarse con intensidad durante un día o dos no tendrá utilidad, sino todo lo contrario, ya que lo que importa es la regularidad en el deporte.
Es interesante el hecho de que con el descanso completo en cama, o el reposo de una persona hospitalizada, también

aumenta el sueño profundo. Esto probablemente se debe a que durante el sueño se reparan tanto las energías consumidas como las enfermedades corporales.

Los cambios importantes en la masa muscular, tanto al aumentar como al disminuir, producen aumentos en la calidad y la cantidad del sueño. Muchas personas se preguntan en qué momento del día es mejor hacer ejercicio para dormir bien. Esto depende en gran medida del individuo, lógicamente, pero ciertas tendencias sugieren que la mejor hora es al final de la tarde, justo cuando el cuerpo está declinando su potencial energético. Los efectos de la sesión matutina desaparecen en el transcurso del día (observen que nadie se queda dormido después de hacer ejercicio a primera hora de la mañana, sino todo lo contrario) y que el ejercicio nocturno es demasiado energizante, por lo que perturba el sueño. Entre el ejercicio y el sueño debe existir un intervalo de dos horas.

3. Levantarse a una hora regular:

Es importante acostumbrarse a levantarte a la misma hora todos los días, salvo que sean tan pocas las horas que se duerma que haya siempre falta de sueño. Si se duerme lo normal para la edad, prolongar el fin de semana el sueño hasta el mediodía sólo servirá para agudizar el problema. El insomnio de los domingos por la noche puede ser la consecuencia de haber dormido hasta el medio día después de haber trasnochado el sábado. Lo mismo se aplica en el caso de levantarse temprano: si te despiertas y no sabes si volverte a dormir o no, deberías probablemente levantarte, a menos que estés completamente exhausto.

4. Ruido:

Aunque el ruido suele romper el sueño o al menos quitarle profundidad, la capacidad de ruido necesario para despertarse depende de cada individuo. También puede suceder que el ruido sea incluso un somnífero, pero para que así ocurra debe ser rítmico, en tonos graves y de poca intensidad. Ejemplos de ello los tenemos en el traqueteo del tren, el rodar de un automóvil, el murmullo del mar e incluso una gran cascada, así como una película de poca acción. Otros ruidos de distinta intensidad, pero que también inducen al sueño, los tenemos en la música apacible o las canciones de cuna, el murmullo de los grillos por la noche o el ruido de una máquina que trabaja sin interrupción. Algunos ruidos, sin embargo, tienen fama de provocar insomnio aunque no sean especialmente estridentes, como es el caso del ruido del grifo que gotea, el ronquido de las personas o una conversación en una habitación contigua. Aún así, podemos soportar cualquier tipo de ruido que sea habitual en nuestras vidas, aunque sea estridente como ocurre con el vuelo de los aviones o el paso de los vehículos en una carretera muy transitada. Si se trata del mismo sonido que llevamos oyendo desde hace años el cuerpo lo asimila perfectamente y logra aislarlo para que consigamos dormir, lo que no ocurre por ejemplo con el vuelo de una mosca alrededor de nuestra cabeza. Lo inusitado, lo nuevo, es lo que nos desvela y no la intensidad del sonido.

Por ello dependiendo del tipo de ruido, del individuo en sí y de la fase del sueño o de la noche en que nos hallemos, las posibilidades de despertarnos variarán, aumentando la fase de sueño profundo en las horas de la madrugada y siendo más difícil que nos despierten al poco de quedarnos dormidos.

5. *Compañeros de cama:*

La mayoría de las personas verdaderamente dormimos mejor cuando estamos solos. Un durmiente normal invariablemente se moverá y dará vueltas varias veces durante la noche (el que no se mueva en absoluto posiblemente sufra algún trastorno del sueño) y a menos que tenga una increíble sincronía con su compañero, tenderán a interrumpirse el uno al otro cuando se muevan.

Sin embargo, no todo es negativo en esto de dormir acompañados, ya que el hecho de sentir la presencia de alguien en la cama, lo mismo que dormir abrazados, proporciona relax y protección, lo que puede contribuir a que durmamos con una gran profundidad del mismo modo que lo haría un niño cuando en una noche de tormenta duerme en la cama con los padres.

6. Temperatura ambiente:

Las temperaturas muy bajas en la habitación producen sueños desagradables, mientras que las temperaturas más altas causan mucho movimiento y más vueltas en la cama. La alta humedad provocará que estemos somnolientos durante todo el día.

7. Ingestión de alimentos:

La mayoría de las personas se sienten somnolientas tras una comida copiosa y de hecho tomar alguna pequeña cantidad de comida quizá te ayude a dormir.

El sueño es afectado por cambios en la ingestión de calorías y las personas que están perdiendo peso suelen dormir pobremente, mientras que los que están engordando duermen mejor.
Biológicamente esto tienen sentido. Un animal hambriento debería salir a buscar comida en lugar de dormir, mientras que el que acaba de comer no es probable que quisiera luchar en ese momento.

8. Estimulantes:

La mayoría de la gente sabe que no se puede tomar café antes de acostarse, por eso deberían tener en cuenta qué productos tienen cafeína o sustancias similares, como ocurre con el chocolate, el té, los refrescos de cola y docenas de medicamentos con propiedades euforizantes.
Algunas personas son especialmente sensibles a la cafeína y una simple taza de café a la hora de la merienda o incluso en el almuerzo del mediodía, será suficiente para impedirles conciliar el sueño. Otras, por el contrario, quizá vean favorecido su sueño con una pequeña cantidad de café caliente, el cual actuaría favorablemente en los estados depresivos, contribuyendo a proporcionar una pequeña ilusión de felicidad. El azúcar también es un estimulante que puede contribuir a quitar el sueño, salvo que se padezca hipoglucemia, en cuyo caso ayudaría a dormir. Este es el caso de las personas que tienen un régimen drástico de adelgazamiento y que apenas comen por las noches. La bajada de azúcar en la sangre les produciría un fuerte insomnio que se podría corregir tomando simplemente un poco de miel.
La nicotina también puede quitar el sueño si se fuma justo antes de acostarse, lo mismo que tomar alguna bebida fría.

¿Qué hacer cuando no se puede dormir?

La falta de sueño puede volver a la persona afectada muy malhumorada, pero no le va a matar. Como se dijo anteriormente, es la preocupación por no dormir probablemente la causa más importante del insomnio en la mayoría de la gente. Si está sometido a una gran presión y se encuentra por la noche con los músculos agarrotados y la mente inquieta, hay varias técnicas que puedes usar para ayudar a calmarle.

- La **respiración** está integralmente relacionada con todas las demás funciones corporales, incluso el ritmo cardíaco y la tensión muscular. Esta es la razón por la que los métodos de relajación influyen en el modo de respirar correctamente, por ejemplo respirar lentamente y desde el abdomen, no con el pecho.

- La **imaginación** implica el uso de imágenes positivas específicas como ayuda para relajarse. La imagen que utilice puede ser cualquiera que funcione para uno, sea un cuadro mental de si mismo tumbado en una playa solitaria, soleada y con palmeras ondulantes, una suave brisa soplando con el sonido del océano de fondo, o una escena que le haga sentirse particularmente seguro, como verse a sí mismo rodeado por la familia. Simplemente, hay que concentrarse en hacer la imagen más vívida y detallada posible.

- Librarse de la **tensión** es un método de relajación progresiva de todos los músculos, uno a uno. Según está tumbado en la cama, tensar cada parte del cuerpo y mantener la tensión durante unos segundos, para relajarlos a continuación totalmente. Comenzar con los pies, seguir después con las piernas, el torso, el pecho, los hombros, brazos, cuello, etc., hasta que todo el cuerpo quede relajado. Sugestiones tales como "noto mi cuerpo pesado, relajado y confortable", suelen tener un gran efecto calmante. Decir interiormente que se notan las manos y pies cada vez más pesados, como si se aplastaran en la cama, notando al mismo tiempo una sensación de calor en ellos, lo que estará ocurriendo en realidad en la medida en que se relaje.

- La **relajación** es una habilidad y estas técnicas requieren práctica antes de que empiecen a funcionar. No puede esperar caer dormido la primera vez que lo intente, pero si practica continuamente durante al menos unas semanas, funcionarán.

CAPÍTULO 7

TRATAMIENTO CONVENCIONAL

Actualmente las intervenciones disponibles para el manejo del insomnio son de dos tipos: farmacológicas y no farmacológicas. El tratamiento farmacológico actúa sobre las variables de tipo biológico, tratando de restablecer el sueño normal por cambios bioquímicos; mientras que las intervenciones no farmacológicas actúan en el ámbito ambiental, sobre los hábitos del paciente, mediante aparatos como mascarillas de presión positiva (el CPAP u otros).

Los tratamientos farmacológicos son una de las áreas de mayor inversión en la investigación de los TS y se ofrecen drogas cada vez más específicas para diferentes tipos de TS, incluyendo el insomnio. Sin embargo, los efectos de habituación, dependencia psicológica e insomnio iatrogénico por el uso continuado de algunos hipnóticos plantean un problema grave. La mayoría de hipnóticos pierden efectividad luego de un corto período de uso. Con frecuencia el énfasis que hacen los médicos en la medicación hipnótica puede simplemente reflejar la falta de información general sobre la causa del insomnio.

Existe relación directa entre insomnio y alteraciones médicas, neurológicas, neumológicas y psiquiátricas. El especialista descarta estas patologías cuando examina un paciente mediante la anamnesis, examen físico, frecuencia del sueño, exámenes psicosomáticos y en ocasiones la polisomnografía, un estudio del sueño que mide los ciclos y etapas del sueño mediante:

- El flujo de aire que entra y sale de los pulmones durante la respiración
- Los niveles de oxígeno en la sangre
- La posición del cuerpo
- Las ondas cerebrales (EEG)
- El esfuerzo y la frecuencia respiratoria
- La actividad eléctrica de los músculos
- Los movimientos oculares
- La frecuencia cardíaca

Terapias no farmacológicas

Las técnicas conductuales suponen la base del tratamiento no farmacológico del insomnio, el control de estímulos, intención real de curarse, restricción del sueño diurno, relajación muscular, biofeedback y reglas de higiene de sueño.

El **control de estímulos** consiste en establecer con el paciente un horario fijo para levantarse y otro para acostarse. Los estímulos ambientales deben estar disminuidos, procurar poco ruido o acostumbrarse al inevitable, retirar el televisor y el teléfono de la habitación. Se necesita que el paciente empiece a asociar la cama con el hecho de dormir, evitando que tanto la habitación como la cama se conviertan en oficina donde el paciente hace todo tipo de actividades como atender visitas, desayunar, navegar por Internet y ver televisión. Esto hace que la persona no pueda dormir pues la asocia también como lugar de ocio y trabajo.

Otras técnicas usadas son la **relajación** muscular, la práctica del yoga, la sofrología, la autohipnosis, anclajes emocionales, la acupuntura y otras técnicas cognoscitivas para modificar ideas erróneas o falsas respecto al dormir.

Las reglas de **higiene del sueño** se utilizan en todos los pacientes insomnes y hay que tenerlas en cuenta en cada cita para ir acordando cuál se va a poner en práctica, realizando un chequeo del cumplimiento con el mismo paciente.

Aparatos importantes son:

CPAP un dispositivo de presión positiva constante de las vías respiratorias, que incluye una máscara, tubos y un ventilador. Usa presión de aire para empujar la lengua hacia adelante y abrir la garganta. Esto permite que el aire pase a través de la garganta. Reduce los ronquidos y previene las molestias de la apnea.

BiPAP, una ventilación con presión controlada combinada con respiración espontánea libre durante todo el ciclo de respiración y presión de soporte ajustable en el nivel de CPAP. Se puede utilizar desde pacientes sin respiración espontánea hasta los pacientes que respiran espontáneamente antes de la extubación.

También **AutoCPAP**, undispositivo que tiene sensores de presión y de flujo que detectan apneas, hipopneas, limitaciones del flujo inspiratorio y ronquidos, de modo que puede reaccionar con la presión óptima en todo momento, sencillamente incrementando la presión durante los eventos obstructivos. Los datos críticos del paciente se almacenan internamente para facilitar su análisis con el software opcional, mientras que la función de auto-calibración garantiza que la presión suministrada sea la correcta, sea cual sea la combinación de circuito y mascarilla que equipe.

La **Luminoterapia** es un tratamiento para patologías derivadas del trabajo en turnos rotativos o de los trastornos derivados de vuelos (jet lag), disfunciones del ritmo circadiano (avance de fase y retraso de fase), trastornos del sueño, estados de ansiedad y/o depresión, producción hormonal (seretonina, melatonina y hormonas controladas por el hipotálamo).

Básicamente se trata de la exposición a una luz blanca brillante (espectro total) con una intensidad de 10.000 lux o superior durante 30 minutos al día un periodo mínimo de dos semanas. El espectro total abarca las frecuencias visibles 430 Nm 700 Nm, sin efecto estroboscópico, sin campos electromagnéticos, con regulador variable de luz y sin luz ultravioleta.

Finalmente, se emplea **cronoterapia** que determina el mejor momento para administrar varios tratamientos médicos a personas que adolecen ciertos males y la melatonina que estudiaremos más delante.

Terapia farmacológica

Entre los medicamentos se encuentran los hipnóticos con su acción sobre receptores GABA-A, canal de Cloro y sitios omega. Actualmente se cuenta con gran cantidad de hipnóticos antiguos y modernos, estos últimos bastante hipnoselectivos y con pocos efectos colaterales como zolpidem, zopiclona y zaleplon.

El tratamiento del insomnio debe ser etiológico y para ello hay que incluir técnicas no farmacológicas y sustancias hipnóticas. El principio general es realizar un estudio del comportamiento y utilizar los medicamentos hipnóticos cuando es necesario. Primero hay que identificar cuáles son las causas del insomnio, de las cuales se describen alrededor de 42.

Siempre se recomiendan medidas de higiene de sueño en todos los pacientes. En los casos de insomnio crónico y severo siempre hay que considerar un abordaje combinado conductual e hipnótico. La mayoría de los efectos adversos de los hipnóticos ocasionan dependencia. Por ello, hay que utilizar la dosis mínima efectiva por el menor tiempo posible en el caso de las BZD. En la actualidad los hipnóticos de primera elección en insomnio son los de tercera generación.

Los hipnóticos son sustancias que ayudan a dormir por inducir o mantener el sueño. En ocasiones se confunde el concepto de hipnótico con sedante, siendo el sedante una droga que sirve para controlar la actividad motora, tranquilizando al individuo que la ingiere. La mayoría de los sedantes tienen además efecto hipnótico.

Los hipnóticos producen sueño y actúan sobre el complejo GABA -A- Canal de Cloro y los más específicos a nivel de los receptores omega uno. Estos receptores, recientemente clasificados como omega 1, 2 y 3, actúan como agonistas de los receptores benzodiacepínicos o mejor agonistas del receptor omega.

El Receptor GABA-A
Canal de Cloro Omega

Se trata de un gran complejo macromolecular donde actúan numerosas sustancias psicotrópicas, en especial el alcohol etílico, los barbitúricos, los anticonvulsivantes, las benzodiacepinas, las ciclopirrolonas, las imidazopiridinas, las pirazonpirazolonas y otras. Los receptores GABA-A tienen canales iónicos como acoples compuerta que controlan el flujo de Cloro a través de la membrana celular. Existen varios sitios moduladores de las uniones como los sitios omega.

El mecanismo de acción de los hipnóticos consiste en ligarse a receptores específicos denominados inicialmente benzodiacepínicos y posteriormente llamados receptores tipo omega, los cuales se encuentran ampliamente difundidos en todo el SNC. Estos receptores forman parte del gran complejo macromolecular GABA-A -Canal de Cloro. Las BZD por ejemplo, al ligarse a los receptores omega, producen una apertura del canal de Cloro, permitiendo la hiperpolarización de la membrana de las neuronas postsinápticas y desencadenando el sistema de segundos y terceros mensajeros.

Las primeras drogas utilizadas para el insomnio fueron barbitúricos como el secobarbital, amobarbital y el pentobarbital, con buenos resultados. Los barbitúricos tienen acción directa sobre el canal de cloro, pero fueron desplazados por el hidrato de cloral, la glutetimida, los derivados de la piperidina y más tarde las BZD. De estas, las primeras en salir al mercado fueron el clordiazepóxido, el diazepam y el flurazepam.

Las BZD (benzodiacepinas) son agonistas GABA, y se acoplan a los receptores benzodiazepínicos inespecíficamente, causando efectos como sedación, alteraciones de la memoria, sueño, ataxia, etc. La diferencia radica en la farmacocinética y en la farmacodinamia de cada compuesto. Como precaución, hay que tener en cuenta la absorción, la distribución, la excreción y la eliminación renal para una buena formulación. Las BZD hipnóticas más utilizadas en Estados Unidos fueron el triazolam, temazepam, quazepam y estazolam.

Nunca se debe usar un hipnótico como terapia única y debe utilizarse por un período corto de tiempo que en el caso de las BZD no debe ser mayor de 4 semanas. La dosis debe ser la mínima eficaz y debe ingerirse solamente un cuarto de hora antes de acostarse.

Clasificación de los hipnóticos

Existen a la fecha tres generaciones de hipnóticos que se pueden clasificar según las características químicas.

Primera generación:
Fueron sintetizados en 1912 (Secobarbital, amobarbital, pentobarbital) ya no se usan, Si se comparan los barbitúricos con las BZD, obviamente los primeros no tienen ninguna ventaja hoy en día.

Segunda generación:
Las BZD representaron un gran salto en el manejo sintomático del insomnio, mientras que barbitúricos presentaban numerosos efectos secundarios, adicción, cambios en el sueño, tolerancia, abstinencia parcial y completa, etc. El Triazolam, Flunitrazepam, Nitrazepam, Midazolam, se siguen utilizando bastante. El Triazolam por ejemplo, durante varias décadas, fue el hipnótico más formulado en los Estados Unidos. Los de segunda generación de la clase de las BZD se consideran actualmente como de segunda elección, pues tienen efectos colaterales como la dependencia física, abstinencia e insomnio de rebote.
Respecto al Hidrato de Cloral, sin embargo, presenta efectos colaterales peligrosos si se compara con los nuevos hipnóticos.

Desde 1960 con la aparición del clordiazepóxido comienza el uso extenso de estos medicamentos. Las BZD son agonistas del receptor de BZD tipo BZD. Se conocen como ansiolíticos, agentes antiansiosos o tranquilizantes menores. Son clasificadas como sedantes e hipnóticos. Las BZD son sustancias bastante seguras si se usan con buen juicio clínico. Para su manejo adecuado se debe conocer la vida media de cada una de las BZD hipnóticas.

Se clasifican en las que tienen vida media ultracorta, corta, media y larga. Para el manejo del insomnio se requiere un hipnótico que le permita al paciente al día siguiente conducir su vehículo, manipular maquinaria peligrosa, trabajar o estudiar. Así las BZD de vida media larga van a producir somnolencia asociada con alto índice de accidentes.

Existen dos grupos de sustancias que actúan sobre el Receptor Benzodiazepínico: las agonistas y antagonistas. Las BZD tienen un sitio común de acción sobre el complejo GABA-A poseen efecto ansiolítico-sedante, miorrelajante, anticonvulsivante e hipnótico. El flumazenil, un antagonista del receptor BZD, es utilizado para revertir las sobredosis o intoxicaciones por otros similares. La dosis recomendada es 1 a 3 mg.

Las BZD tienen numerosas indicaciones terapéuticas. Actúan como anestésicos, relajantes musculares, anticonvulsivantes, ansiolíticos, en trastornos afectivos, en la abstinencia alcohólica como el delirium tremens, en acatisia y diskinesia tardía. Se usan como sedantes e hipnóticos porque tienen un alto índice terapéutico y un potencial de abuso menor que los barbitúricos. Los efectos farmacológicos de las BZD dependen de la vida media y de la potencia de las mismas.

Se absorben completamente sin cambios en el tracto gastrointestinal. Las siguientes BZD: diazepam, lorazepam, alprazolam, triazolam y estazolam, son velozmente absorbidas. Su acción ansiolítica es bastante rápida.

La duración del tratamiento no debe ser mayor a cuatro semanas. La suspensión de la terapia deberá ser gradual. El 90% de los pacientes experimentan abstinencia. Se recomienda retirar el 25% de la dosis total alcanzada cada semana. En ocasiones se deben sustituir las de vida media corta por una más larga como clonazepam o bromazepan, luego disminuirla gradualmente y al tiempo instaurar un antidepresivo sedante. Las BZD más potentes son alprazolam, lorazepam, triazolam, estazolam y clonazepam.

Efectos Adversos

El más común es la **somnolencia** en el 10% de los pacientes. También hay mareos (1%) y ataxia (2%) y los efectos adversos más serios ocurren cuando se asocia su consumo con el alcohol etílico. Producen también deterioro cognoscitivo y amnesia anterógrada principalmente. En ocasiones se puede observar un efecto paradójico principalmente en pacientes con delirium, demencia y en ancianos. Se debe tener cuidado con ancianos y pacientes con hepatopatías, enfermedad pulmonar y apnea del sueño. Usar con cuidado en adictos, trastornos cognoscitivos, enfermedad renal, hepatopatías, porfiria, depresión del SNC, miastenia gravis y embarazo.

Kales describió el insomnio de rebote como: "Un empeoramiento marcado del insomnio luego de haber suspendido abruptamente el consumo de ciertas benzodiacepinas". Los determinantes del **insomnio de rebote** son la dosis, la vida media, la duración de la administración y las diferencias individuales. Se debe tener precaución al indicar BZD en pacientes con antecedentes de consumo excesivo de alcohol, cuando existe necesidad de estar alerta durante el día, en ancianos con historia de ronquido crónico, cuando se usan drogas que potencien sus efectos y en personas con ocupaciones peligrosas.

Las BZD tienen **contraindicaciones absolutas** en pacientes con apnea obstructiva del sueño (peligroso), pseudoinsomnio y "dormilones breves", embarazo y lactancia, tienen alto riesgo en personas con tendencias suicidas y de adicción. Las contraindicaciones relativas son la insuficiencia hepática, renal y pulmonar

En general, la **abstinencia** no se presenta durante el primer mes de tratamiento. Se precipita más con las BZD de vida media corta y puede ocurrir hasta dos semanas después del tratamiento. El alprazolam es el más comprometido en abstinencia.

Presentan **interacciones** con cimetidina, disulfiram, eritromicina, fluoxetina, isoniazida, estrógenos, antiácidos, alimentos, fenitoina, digoxina, sedantes, carbonato de litio y antipsicóticos.
Tercera generación

Los de tercera generación (Zolpidem, Zopiclona, Zaleplon) son hipnoselectivos. Se recomiendan estos hipnóticos como primera elección por ser seguros, con pocos efectos colaterales y preservar la arquitectura del sueño.
Tienen una actividad bastante selectiva sobre los receptores omega uno y pocos efectos colaterales. Estas nuevas sustancias reemplazaron al triazolam, hipnótico más usado durante los años 70 y 80 como primera elección en pacientes con insomnio. Si se comparan los nuevos hipnóticos se encuentra que la zopiclona y el zolpidem se conocen hace más de diez años mientras que el zaleplon es más reciente.

En concreto, el ZOLPIDEM actúa sobre el receptor complejo GABA-A - BZD - Cloro. No es una BZD ni tiene sus efectos colaterales y se trata de una imidazopiridina. Su única indicación es como hipnótico. Respeta la arquitectura del sueño y aumenta los estadios S3 y S4 del sueño lento profundo. La dosis de 10 mg en la noche es suficiente para inducir y mantener el sueño en adultos jóvenes y en ancianos se recomienda la mitad.

El Zolpidem fue sintetizado en 1980 y los efectos secundarios son muy pocos, aunque se reconocen la cefalea, mareo, somnolencia y delirium. Tiene un mínimo riesgo de adicción. Aumenta el sueño de ondas lentas (SOL) y preserva la arquitectura del sueño. No presenta tolerancia, ni abstinencia y no se acumula. Presenta un rápido inicio del sueño y preserva la actividad psicomotora diurna. Tiene pocas interacciones medicamentosas y es seguro usándolo asociado a Fluoxetina y la mayoría de antipsicóticos.

Actualmente se plantea el uso a largo plazo a libre demanda o sin intermediario. Tiene una vida media de 1,5 a 2,4 horas. El Zolpidem no produce depresión afectiva ni depresión respiratoria por lo cual se puede usar en pacientes con EPOC y apnea del sueño. Los efectos psicomotores son mínimos y con leves efectos miorrelajantes El potencial suicida es muy bajo y no hay alteraciones de memoria.

El ZALEPLON es un hipnótico aprobado en 1999. Presenta como características importantes un rápido inicio del sueño y preserva la actividad psicomotora al día siguiente. Los efectos secundarios más frecuentes son cefalea, mareo y somnolencia. Producen menos adicción que las BZD. Presenta interacciones con imipramina, tioridazina, alcohol y paroxetina, CYP3A4 (rifampicina, cimetidina). Su vida media es bastante corta: 1 hora.

La ZOPICLONA es un hipnótico perteneciente a la familia de las ciclopirrolonas y actúa sobre el receptor complejo GABA, pero no es una BZD ni tiene sus efectos colaterales. Su única indicación es como hipnótico, empleándose a dosis de 7.5 mg para inducir y mantener el sueño en adultos jóvenes, aunque en ancianos se recomienda la mitad. Tiene un rápido inicio del sueño y preserva la actividad psicomotora al día siguiente. Los efectos secundarios son mucho menores que los presentados por las BZD. Se describen principalmente cefalea, mareo y somnolencia. Existe mucho menos adicción que con las BZD y la vida media es de 5 a 6 horas.

Otros

Los nuevos productos susceptibles de modular el sueño son: el DSIP (delta sleep inducing peptide), la melatonina, la ritanserina y la S-adenosyl-homocysteine (SAH) actualmente en proceso de investigación.

Existen también otras sustancias sedantes e hipnóticas como son algunos antidepresivos usados con acierto cuando se escoge bien su indicación, Los antidepresivos sedantes con efectos hipnóticos (Trazodone, Doxepina, Nefazodone, Mianserina, Mirtazapina) tienen indicaciones precisas, principalmente en pacientes depresivos o ansiosos con insomnio de difícil manejo. Se clasifican como:

Antidepresivos Sedantes
      Trazodone, Doxepina, Mianserina, Nefazodone, Trimepramina.

Están indicados en pacientes con insomnio crónico y depresión y pueden ser utilizados en pacientes con algunos síntomas depresivos pero que no para el Episodio Depresivo Mayor. Son efectivos en mejorar la calidad del sueño en dosis más bajas que las usadas para el manejo de la depresión. Pueden ayudar a mejorar otros síntomas afectivos. Se han utilizado antidepresivos antiguos como la amitriptilina, trimipramina y la doxepina y nuevos como el trazodone, la nefazodona, la mianserina, la mirtazapina y la venlafaxina. También se usan en la descontinuación de BZD.

Neurolépticos Sedantes
Levomepromazina, Ciamemazina.

Medicamentos moduladores del sueño
Melatonina
Péptidos Delta inductores del sueño (DSIP)
Ritanserine
S-adenosyl-homocysteine (SAH)
Triptófano

Hipnóticos de mostrador, sin receta (OTC)

Mezclas de antihistamínicos (Hidroxicina, Prometazina, Difenhidramina), antipiréticos y analgésicos.
Un gran número de medicamentos de venta libre, denominados hipnóticos de mostrador, generalmente incluyen algún antihistamínico como clorfeniramina o difenhidramina. Usualmente usados en ancianos pueden causar problemas graves por los efectos anticolinérgicos. Los antihistamínicos más utilizados como hipnóticos por sus efectos sedantes son difenhidramina, clorfeniramina, prometazina, hidroxicina y doxilamina. Los antihistamínicos actúan sobre los receptores H1 y son sedantes.

Fitoterapéuticos
Valeriana (entre otros)

En el ámbito de la fitoterapia la valeriana se usa frecuentemente como inductor del sueño, sin embargo, se le acusa de ser hepatotóxica y requiere supervisión en su uso.

Un reciente artículo demuestra que no tiene utilidad como hipnótico, aunque sí como inductor. La estudiaremos más adelante.

Melatonina y otras sustancias capaces de modular el sueño
La melatonina está indicada como hipnótico en las alteraciones del ritmo circadiano y en los casos de ancianos con insuficiencia de la glándula pineal. Esta hormona se segrega únicamente durante la oscuridad, iniciando su episodio secretor continuo momentos antes del inicio del dormir y alcanzando su máximo pico durante la noche. Se encuentran presentaciones en varias dosis y su producción no está certificada. En el capítulo dedicado a los tratamientos naturales, detallaremos sus efectos.

Otras sustancias

Por su potente efecto sedante se emplean el hidrato de cloral, los barbitúricos y neurolépticos como la levomeprozina y la ciamemazine. Sin embargo, sus efectos colaterales son tan severos que hoy en día prácticamente no se deben utilizar.

Uso de Hipnóticos en los Ancianos

En esta población es importante tener en cuenta los cambios en el metabolismo hepático y tasa de eliminación renal, por lo que se recomienda disminuir las dosis generalmente a la mitad o una tercera parte de la usada en adultos jóvenes. En ancianos se puede utilizar Zolpidem en pacientes con SAOS (Síndrome de apnea obstructiva del sueño). Se debe tener en cuenta el efecto sobre el estado de alerta y el funcionamiento diario y el incremento en la frecuencia de caídas y fracturas de huesos por el uso de BZD. Los antihistamínicos sedantes y las fenotiazinas alifáticas están contraindicadas en el momento actual.

Conclusión a los tratamientos en el manejo del insomnio

En la actualidad es considerable la información que señala la efectividad de las técnicas conductuales en el manejo de los problemas de insomnio. La evaluación de la efectividad de estos tratamientos se hace comparando una técnica con otra, una técnica con un placebo o una técnica conductual contra un fármaco. En el estudio realizado por McClusty al comparar los tratamientos conductuales con el Triazolam, halló que los primeros son superiores al Triazolam para disminuir la latencia del sueño y que sus resultados se mantienen en el tiempo, mientras que para el Triazolam la latencia regresó a la línea de base después de un corto período.

Comparando la restricción del sueño con la relajación en un grupo de ancianos, Friedman encontró que es más efectiva la técnica de restricción. Por otro lado, Schram y Mehrota comprobaron la efectividad de las terapias multicompuestas en la disminución del insomnio, particularmente en los aspectos de la terapia que actuaba directamente sobre el problema de sueño. Morin usando la terapia multicompuesta encontró mejoras entre el 42 -50% en 100 pacientes, independientemente de la severidad y tipo de insomnio.

Incluso en programas menos estructurados que usaron relajación progresiva autoadministrada con libro y audio, el 82% de las personas informaron un efecto definitivamente positivo en el sueño después de un año. También se han hecho intentos de masificar este tipo de estrategias, a partir de un entrenamiento conductual trasmitido por la TV alemana, durante el cual 23.000 personas ordenaron el material del curso, y de estas 325 fueron evaluadas en condiciones pre-post. Se encontró una disminución promedio de la latencia del sueño a los 22 minutos y un aumento del tiempo total del sueño en 35 minutos. Además, sorprendentemente, aquellos que usaban hipnóticos el 40% dejaron de hacerlo.

En un meta análisis sobre de efectividad de las técnicas conductuales para el manejo del insomnio en un período de 20 años Morin, Culbert y Schwartz analizaron 59 estudios que habían usado grupo control y seguimiento. La muestra total de los 59 estudios seleccionados por su rigor metodológico fue de 2.000 pacientes. Las intervenciones que se evaluaron fueron: el control de estímulos, la restricción del sueño, la relajación, la biorretroalimentación, la intención paradójica, la higiene del sueño y terapias multicompuestas.

Los resultados mostraron que para disminuir la latencia del inicio del sueño fueron significativamente efectivas todas las terapias menos la intención paradójica y la higiene del sueño. Por otro lado, para aumentar el tiempo total de sueño se encontraron efectivas a la terapia multicompuesta, el control de estímulos y la intención paradójica.

Finalmente, para disminuir el número de despertares nocturnos sólo se encontraron efectivas el control de estímulos y la relajación somática. Estos resultados se mantuvieron estables en un periodo promedio de seis meses. Se halló también que las recomendaciones generales de higiene del sueño, tan usadas dentro de la práctica clínica, son insuficientes para el manejo del insomnio crónico, no así para el insomnio de corta duración o transitorio. En síntesis, se encontró que hay terapias más efectivas que otras de acuerdo a los síntomas del insomnio, pero una vez elegida la más adecuada, ésta permite cambios significativos y permanentes.

A partir de la evidencia empírica actual se puede concluir que aunque las intervenciones psicológicas aparentemente son más costosas en tiempo y dinero, son más efectivas a largo plazo y probablemente superiores a los tratamientos farmacológicos. Se puede observar que, desde el punto de vista psicoterapéutico, para darle solución a los problemas de insomnio no es necesaria una intervención enfocada a otros problemas del paciente, posiblemente asociados al insomnio que en ocasiones puede tornar la intervención larga y compleja y que finalmente puede ser poco efectiva para el problema de sueño.

Es decir, las terapias específicas para el manejo del insomnio son efectivas a pesar de que el paciente permanezca con sus problemas iniciales asociados y, es más, no existe evidencia que el resolver tales problemas lleve a la desaparición del insomnio.

Entre las ventajas adicionales que ofrecen este tipo de técnicas está el hecho de que las personas desarrollan comprensión y control sobre su problema lo que, hasta cierto punto, garantiza efectos duraderos y la relativa independencia de un profesional para el mantenimiento de los resultados. Igualmente es notable la ausencia de adicción o efectos secundarios que sí se pueden generar con algunos medicamentos, lo que hace que se conviertan en técnicas universales que se pueden aplicar sin las dificultades de los efectos cruzados o contraindicaciones en niños, adultos y ancianos.

Una vez reconocida la efectividad del uso estándar de las técnicas conductuales en comparación a las técnicas farmacológicas tradicionales, la investigación actual se ha enfocado en el conocimiento y desarrollo de intervenciones cada vez más efectivas dependiendo del tipo de población y del tipo de insomnio. A pesar de estos resultados favorables hacia la terapia no farmacológica, es importante recordar que la terapia farmacológica es necesaria y es la única terapia recomendada para ciertos subtipos de insomnio, en los casos en que las alteraciones endógenas, endocrinas o tóxicas predominen como factor de mantenimiento del insomnio. El diagnóstico preciso es fundamental para la elección de la intervención terapéutica.

La comprensión y control del proceso de dormir han llegado a niveles de evolución sorprendentes. Los resultados clínicos expuestos llevan a mirar con reservas las teorías del sueño o las prácticas clínicas que lo reducen a un fenómeno únicamente biológico. Simplificando exageradamente una propiedad compleja en la que interactúan variables de aprendizaje, de personalidad, culturales y sociales. Cuya alteración igualmente requiere una comprensión e intervención en todas estas dimensiones, para así producir una terapia realmente efectiva e integral.

Conclusión a los tratamientos en el manejo del insomnio

En la actualidad es considerable la información que señala la efectividad de las técnicas conductuales en el manejo de los problemas de insomnio. La evaluación de la efectividad de estos tratamientos se hace comparando una técnica con otra, una técnica con un placebo o una técnica conductual contra un fármaco. En el estudio realizado por McClusty al comparar los tratamientos conductuales con el Triazolam, halló que los primeros son superiores al Triazolam para disminuir la latencia del sueño y que sus resultados se mantienen en el tiempo, mientras que para el Triazolam la latencia regresó a la línea de base después de un corto período.

Comparando la restricción del sueño con la relajación en un grupo de ancianos, Friedman encontró que es más efectiva la técnica de restricción. Por otro lado, Schram y Mehrota comprobaron la efectividad de las terapias multicompuestas en la disminución del insomnio, particularmente en los aspectos de la terapia que actuaba directamente sobre el problema de sueño. Morin usando la terapia multicompuesta encontró mejoras entre el 42 -50% en 100 pacientes, independientemente de la severidad y tipo de insomnio.

Incluso en programas menos estructurados como el que reportó Gustafson donde usó relajación progresiva autoadministrada con libro y casetes, el 82% de las personas informaron un efecto definitivamente positivo en el sueño después de un año. También se han hecho intentos de masificar este tipo de estrategias, a partir de un entrenamiento conductual trasmitido por la TV alemana, 23.000 personas ordenaron el material del curso, de estas 325 fueron evaluadas en condiciones pre-post. Se encontró una disminución promedio de la latencia del sueño a 22 minutos y un aumento del tiempo total del sueño en 35 minutos. Además, sorprendentemente de aquellos que usaban hipnóticos el 40% dejó de hacerlo.

En un meta análisis sobre de efectividad de las técnicas conductuales para el manejo del insomnio en un período de 20 años Morin, Culbert y Schwartz analizaron 59 estudios que habían usado grupo control y seguimiento. La muestra total de los 59 estudios seleccionados por su rigor metodológico fue de 2000 pacientes.

Las intervenciones que se evaluaron fueron: el control de estímulos, la restricción del sueño, la relajación, la biorretroalimentación, la intención paradójica, la higiene del sueño y terapias multicompuestas. Los resultados mostraron que para disminuir la latencia del inicio del sueño fueron significativamente efectivas todas las terapias menos la intención paradójica y la higiene del sueño. Por otro lado, para aumentar el tiempo total de sueño se encontraron efectivas a la terapia multicompuesta, el control de estímulos y la intención paradójica. Finalmente, para disminuir el número de despertares nocturnos sólo se encontraron efectivos el control de estímulos y la relajación somática. Estos resultados se mantuvieron estables en un periodo promedio de seis meses. Se halló también que las recomendaciones generales de higiene del sueño, tan usadas dentro de la práctica clínica, son insuficientes para el manejo del insomnio crónico, no así para el insomnio de corta duración o transitorio. En síntesis, se encontró que hay terapias más efectivas que otras de acuerdo a los síntomas del insomnio, pero una vez elegida la más adecuada, ésta permite cambios significativos y permanentes.

A partir de la evidencia empírica actual se puede concluir que aunque las intervenciones psicológicas aparentemente son más costosas en tiempo y dinero, son más efectivas a largo plazo y probablemente superiores a los tratamientos farmacológicos.

Se puede observar que, desde el punto de vista psicoterapéutico, para darle solución a los problemas de insomnio no es necesaria una intervención enfocada a otros problemas del paciente, posiblemente asociados al insomnio que en ocasiones puede tornar la intervención larga y compleja y que finalmente puede ser poco efectiva para el problema de sueño. Es decir, las terapias específicas para el manejo del insomnio son efectivas a pesar de que el paciente permanezca con sus problemas iniciales asociados y, es más, no existe evidencia que el resolver tales problemas lleve a la desaparición del insomnio.

Entre las ventajas adicionales que ofrecen este tipo de técnicas está el hecho de que las personas desarrollan comprensión y control sobre su problema lo que, hasta cierto punto, garantiza efectos duraderos y la relativa independencia de un profesional para el mantenimiento de los resultados. Igualmente es notable la ausencia de adicción o efectos secundarios que sí se pueden generar con algunos medicamentos, esto hace que se conviertan en técnicas universales que se pueden aplicar sin las dificultades de los efectos cruzados o contraindicaciones en niños, adultos y ancianos.

Luego de reconocer la efectividad del uso estándar de las técnicas conductuales en comparación a las técnicas farmacológicas tradicionales, la investigación actual se ha enfocado en el conocimiento y desarrollo de intervenciones cada vez más efectivas dependiendo del tipo de población y del tipo de insomnio.

A pesar de estos resultados favorables hacia la terapia no farmacológica, es importante recordar que la terapia farmacológica es necesaria o es la única terapia recomendada para ciertos subtipos de insomnio, en los casos en que las alteraciones endógenas, endocrinas o tóxicas predominen como factor de mantenimiento del insomnio. El diagnóstico preciso es fundamental para la elección de la intervención terapéutica.

La comprensión y control del proceso de dormir han llegado a niveles de evolución sorprendentes. Los resultados clínicos expuestos llevan a mirar con reservas las teorías del sueño o las prácticas clínicas que lo reducen a un fenómeno únicamente biológico.

Simplificando exageradamente una propiedad compleja en la que interactúan variables de aprendizaje, de personalidad, culturales y sociales. Cuya alteración igualmente requiere una comprensión e intervención en todas estas dimensiones, para así producir una terapia realmente efectiva e integral.

CAPÍTULO 8

TRATAMIENTO NATURAL

Conductas facilitadoras e inhibidoras del sueño

Como su nombre lo indica consisten en las conductas durante la vigilia, que conllevan a un buen dormir.

Estas pueden ser de naturaleza diversa y su influencia sobre el sueño depende de la hora en la que se realizan. Al proceso de enseñanza de estas pautas de comportamiento se le conoce como higiene del sueño.

Comida
> Cene preferentemente alimentos ricos en triptófano (cereales, leche, etc.).
> Siga una alimentación sana y equilibrada.
> Consuma proteínas y grasas principalmente al desayuno y almuerzo.
> No ingiera grandes cantidades de comida en la cena.
> No coma chocolate y evite el exceso de líquidos antes de acostarse.
> En caso de despertar en la noche no coma.
> No consuma bebidas alcohólicas ni bebidas de cola.
> No fume dos horas antes de acostarse.

Ambientales
> Arregle el dormitorio de forma confortable, teniendo en cuenta disminuir la luz, el ruido y use un colchón confortable.
> Mantenga una temperatura en la habitación entre 18 y 22 grados centígrados.
> Utilice el despertador para levantarse.

Use la cama sólo para dormir y para la actividad sexual.

Hábitos

Mantenga un horario regular para levantarse y acostarse.

Practique ejercicio físico durante el día (no antes de acostarse).

No duerma durante el día, a no ser que se sufra de narcolepsia o apnea del sueño.

Estas reglas tienen en común que buscan disminuir la activación somática, emocional y cognitiva en el tiempo cercano al sueño. Su exposición por parte del terapeuta se hace más como un procedimiento educativo para la prevención o el control de los trastornos del sueño y son complementarias con otros procedimientos más específicos.

Terapia de control de estímulos

Aplicado al insomnio explica que cuando la cama se utiliza para actividades incompatibles con el sueño (excepto la actividad sexual), ya sea durante la vigilia o en el tiempo cercano al dormir, esta dejará de tener capacidad de generar y mantener el estado de somnolencia; por ejemplo, al ver televisión, leer, preocuparse o trabajar en ella.

Además, si entre los 10-30 minutos después de ir a la cama la persona no concilia el sueño, ésta se debe levantar, abandonar la habitación y realizar una actividad tranquila hasta que se tenga nuevamente sueño, momento en el que se regresa a la cama. Si no se concilia el sueño dentro del tiempo establecido se inicia de nuevo el proceso.

Este tipo de intervención previene la presentación de pensamientos incompatibles con el sueño a la hora de dormir, como es el caso de remover los pensamientos preocupantes o frases que indican angustia y pérdida de control como "tengo que dormir pero no puedo", "no podré dormir como siempre" o "pasaré otra noche en vela", en tales casos también se puede complementar la intervención con técnicas de detención del pensamiento o distractores cognoscitivas, que se exponen más adelante.

Terapia de restricción del sueño

Previa a la aplicación de esta técnica se evalúa el tiempo total que la persona pasa en la cama y cuánto de este tiempo lo pasa dormida. Luego, se restringe el tiempo de permanencia en la cama a las horas reales de sueño, para luego incrementar progresivamente el tiempo de permanencia hasta lograr una duración óptima del sueño. Al usar esta técnica se "presiona" sobre el sueño con el fin de optimizar las horas de permanencia en la cama y al tiempo dormir sólo en esas horas.

La eficiencia inicial y posterior del sueño, se puede estimar dividiendo el tiempo total del sueño sobre el tiempo en la cama y multiplicando este resultado por 100. En general, se acepta una buena eficiencia la que está por encima del 85% y una mala eficiencia por debajo de 80%. Mediante esta terapia restrictiva del sueño se busca que el insomne obtenga una eficiencia de sueño superior al 85%.

Técnicas cognitivas

En el marco de la terapia cognitiva, se pueden adaptar varias técnicas para el control del insomnio. Estas técnicas ayudan a la persona a disminuir pensamientos incompatibles con el sueño.

Detención del pensamiento

Para entrenar la detención del pensamiento se le pide al paciente que evoque sus pensamientos más recurrentes a la hora de dormir. Cuando han pasado 30 segundos el terapeuta grita "¡Stop!" para interrumpir el pensamiento y se repite el procedimiento unas cinco veces. Luego se hace de forma no-vocal (un sonido, chascar los dedos…). Una variante de la técnica es usar distracciones de la atención, incorporando un pensamiento agradable en lugar del pensamiento preocupante.

Focalización cognitiva

La focalización cognitiva consiste en pensar en una serie de objetos neutrales (por ejemplo, una bombilla, una silla), pues al concentrarse en recordarlos detalladamente se espera que el paciente evite sus pensamientos preocupantes e induzca el sueño.

Intención paradójica

Al usar la intención paradójica se asume que una parte muy importante del problema de sueño son los intentos (a veces desesperados) por tratar de resolverlo y la ansiedad que produce el fracaso por controlar el sueño. De modo que se pide al paciente que haga lo contrario, es decir, que permanezca despierto durante el mayor tiempo posible y, en algunos casos, que haga algo desagradable o aburrido en su lugar.

Tipos de relajación

Es una técnica útil para ayudar a resolver problemas psicológicos de diferente naturaleza. Así que no es sorprendente que exista una cantidad amplia de este tipo de técnicas y que su uso sea muy frecuente. Sin embargo, la relajación no está prescrita para algunas personas, ni para todos los problemas, ni todas las técnicas son iguales. Para el manejo del insomnio se han utilizado la relajación progresiva, la relajación autógena, la relajación completa y la relajación en imaginación.

Relajación progresiva

La relajación progresiva es una técnica que se basa en el control somático, las reacciones físicas. Consiste en una serie de ejercicios de tensión-relajación de los diferentes grupos musculares, hasta que se pasa a un control cognoscitivo de los mismos; es decir, se induce la relajación en el músculo al pensar en hacerlo. El entrenamiento puede durar 16 sesiones o menos, de acuerdo a los objetivos del programa y capacidades del paciente.

Relajación autógena
De forma contraria la relajación autógena es básicamente una técnica de autosugestión por autoinstrucciones. En el primer ciclo se trabaja, por orden, con sensaciones de peso, calor, regulación cardiaca, regulación respiratoria, regulación del abdomen, regulación cerebral y ciclo completo. En el ciclo superior se trabaja con ejercicios de profundización cognitiva. La técnica requiere aproximadamente dos años para pasar del ciclo inferior al superior, pero, afortunadamente, se han desarrollado adaptaciones cortas de la técnica original que son altamente efectivas.

Relajación completa

La relajación completa es una técnica que combina los aspectos somáticos y cognoscitivos, y se inicia entrenando la respiración para luego pasar a la relajación muscular y por último, trabaja el nivel cognoscitivo mediante meditación, usando una imagen visual como punto de concentración, una vez que se está físicamente relajado.

Relajación imaginativa

Finalmente, la relajación imaginativa se basa en visualizaciones e instrucciones para sentirse bien con el fin de generar sensaciones agradables. El manejo implica la construcción de protocolos verbales que induzcan las imágenes y las sensaciones, y se requiere de una buena capacidad de visualización por parte del paciente.

La elección del tipo de relajación depende del síntoma más importante asociado al insomnio y de las características del paciente. Si el problema es de activación psicofisiológica es mejor usar técnicas que actúen primero disminuyendo la tensión muscular, como la relajación progresiva o la completa. Si es cognoscitivo, es preferible la relajación imaginativa. La efectividad del uso de la relajación en imaginación o la autógena depende, en parte, de la capacidad del paciente para representar imágenes visuales y de su nivel de autosugestión. Por otro lado, cualquier técnica de relajación se puede usar en combinación con otras técnicas aquí descritas para el manejo del insomnio tales como las cognitivas o el control de estímulos.

Contraindicaciones en el uso de técnicas de relajación

Enfermedades físicas graves, operaciones recientes, heridas y tensiones musculares.
Sensación de calor, ahogos y/o desmayos.
Narcolepsia, ataques epilépticos, diabetes, alteraciones derivadas de deficiencia tiroidea y reacciones cardiacas desagradables.
Toxicomanía (especialmente fármacos psicodislépticos), uso de insulina, sedantes hipnóticos y medicación cardiovascular.
Estados psicóticos, reacciones disociativas, ideaciones paranoides y/o trastornos emocionales.

Haber sido testigo de accidentes muy impactantes y/o tener malos recuerdos de la infancia.

Biorretroalimentación

Consiste en la generación de una señal inmediata, precisa y directa sobre la actividad correspondiente a la función fisiológica que se desea entrenar, para facilitar su percepción y eventual control voluntario. En el caso del insomnio, se suele usar un electroencefalograma para que el paciente se entrene en conseguir un ritmo alfa y theta. Se usa también el electromiograma para disminuir la tensión muscular y la respuesta electrodérmica para el entrenamiento en relajación.

Terapias multicompuestas

Son intervenciones compuestas por varias de las técnicas anteriormente expuestas. En el estudio de Schram sobre manejo del insomnio se incluyen dos tipos de estrategias: las directamente relacionadas con el problema de sueño como la higiene del sueño, la restricción, el control de estímulos y la reestructuración cognoscitiva, y las estrategias para afrontar factores de mantenimiento como el manejo del estrés, la resolución de problemas y el aumento de actividades.
El Programa Integrado de Tratamiento de los Trastornos del Sueño (PITS) que se define como: "...una intervención global sobre todos aquellos factores que pueden ser causa de una alteración en el sueño, aunque, como es lógico, se incide de forma más específica sobre aquellos déficits detectados en la evaluación". El PITS interviene en tres áreas: la estructura del ciclo sueño-vigilia (¿Cómo duerme?), el tiempo circadiano (¿Cuándo duerme?) y el ambiente (¿Dónde duerme?). Son diversas, entonces, las

posibilidades de combinar técnicas de forma racional en intervenciones complejas multicompuestas.

Consideraciones finales

La falta de sueño puede volver a una persona malhumorada, pero no le va a matar, salvo que quede comprometida la salud neuronal. La preocupación por no dormir es probablemente la causa más importante del insomnio en la mayoría de la gente y para evitar este anclaje emocional, hay varias técnicas que pueden ayudar, entre ellas:

La **respiración** está integralmente relacionada con todas las demás funciones corporales, incluso el ritmo cardíaco y la tensión muscular. Esta es la razón por la que los métodos de relajación influyen en el modo de respirar correctamente, por ejemplo respirar lentamente y desde el abdomen, no con el pecho.

La **imaginación** implica el uso de imágenes positivas específicas como ayuda para relajarse. La imagen que utilice puede ser cualquiera que funcione, sea un cuadro mental de si mismo tumbado en una playa solitaria, soleada y con palmeras ondulantes, una suave brisa soplando con el sonido del océano de fondo, o una escena que le haga sentirse particularmente seguro, como verse a sí mismo rodeado por su familia. Simplemente, concéntrese en hacer la imagen más vívida y detallada posible.

Librarse de la **tensión** es un método de relajación progresiva de todos los músculos, uno a uno. Según está tumbado en la cama, hay que tensar cada parte del cuerpo y mantener la tensión durante unos segundos, para relajarlos a continuación totalmente. Comience con los pies, siga después con las piernas, el torso, el pecho, los hombros, brazos, cuello, etc., hasta que todo el cuerpo quede relajado.

Sugestiones tales como "noto mi cuerpo pesado, relajado y confortable", suelen tener un gran efecto calmante. Diga mentalmente que nota sus manos y pies cada vez más pesados, como si se aplastaran en la cama, notando al mismo tiempo una sensación de calor en ellos, lo que estará ocurriendo en realidad en la medida en que se relaje.

La **relajación** es una habilidad y estas técnicas requieren práctica antes de que empiecen a funcionar. No se puede esperar caer dormido la primera vez que lo intente, pero si practica continuamente durante al menos unas semanas, funcionarán.

Otras medidas

Un remedio sencillo es tomar un baño caliente de pies, aunque otros lo preferirán completo. De todas maneras, los pies calientes son imprescindibles para asegurar una buena calidad del sueño. Hacer al amor, leer, ver la televisión, dormir en un lugar tranquilo y conocido, así como escuchar música clásica, son remedios universales contra el insomnio que casi siempre funcionan.

Alimentos favorables

Productos lácteos

Mientras que los productos lácteos contiene significativamente menos triptófano 1 por porción de carnes y pescado, queso, leche y yogur todavía proporcionan un aminoácido esencial completo junto con hueso sano calcio. Una porción de 1 taza de leche de vaca grasa reducida proporciona 100 mg del aminoácido, mientras que 1 taza de yogur de grasa bajo le da 60 mg.

Semillas y frutos secos

Semillas y frutos secos son una manera conveniente para complementar la ingesta de triptófano l cuando estás corto de tiempo. Con la dosis más alta del aminoácido por ración, semillas de calabaza proporcionan 110 mg por 1/4 taza. Semillas de girasol, castañas de cajú, almendras y nueces contienen más de 50 mg de triptófano l por 1/4 taza.

Las legumbres

Las leguminosas, como los frijoles, arvejas, maní y lentejas, ofrecen una fuente rica de fibra y la proteína de triptófano L. Alubias, frijoles negros y arvejas contienen 180 mg por taza, mientras que 1/4 taza de cacahuetes contiene 90 mg. Además del triptófano, las legumbres también contienen vitaminas del complejo b y hierro, ambas necesarias para el cuerpo transformar el aminoácido en niacina.

La soja y sus cualidades

Puede ser una sorpresa para muchos saber que la leche de soja no es un alimento integral, puesto que implica un largo proceso de refinación. No obstante, es el único grano que aporta proteínas completas. Contiene todos los aminoácidos esenciales que el organismo no puede sintetizar y, por lo tanto, debe recibirlos con los alimentos. Estas proteínas son utilizadas por el cuerpo humano para la formación de tejidos y renovación de sustancias desgastadas. Constituye, además, la fuente más barata de proteínas. Reemplaza a la carne en su valor proteico:1 kg de soja equivale a 2,500 kg de carne, 12 litros de leche, 2 kg de queso o 5 docenas de huevos.

La relación calcio-fósforo de la soja es óptima, necesaria durante toda la vida para el crecimiento, desarrollo óseo y dental. Contiene tiamina, riboflavina y niacina, factores del complejo vitamínico B, esenciales para el desarrollo y mantenimiento de nervios y piel. El grano al germinar desarrolla en sus brotes una cantidad de vitamina C semejante al tomate.

La más beneficiosa variedad de soja que está disponible se encuentra en los productos fermentados como el miso - que contiene las enzimas digestivas tamari y shoyu (tipos de salsa de soja) y tempeh (una alternativa de proteínas de alimentos integrales ricos en soja). Todos los productos de soja fermentada tradicionalmente son muy seguros, puesto que el proceso de fermentación produce sustancias que compensan todos los componentes potencialmente tóxicos. Los productos fermentados son menos pesados para el organismo que la soja refinada, sin embargo, miso, tamari y shoyu son muy salados y se deben comer en cantidades moderadas.

Las personas que deben evitar los productos de soja
Las personas con trastornos de tiroides, problemas digestivos (diarrea, distensión abdominal o del intestino irritable) o señales de humedad (el exceso de mucosidad, tumores, quistes, parásitos, levaduras sensibilidad) definitivamente deben evitar la soja refinada o bien consumirla en pequeñas cantidades y de forma muy ocasional.

Otros

La cerveza por su contenido en lúpulo.
Si toma alimentos ricos en carbohidratos elija pan integral, pastas, patatas cocidas o al vapor y arroz integral.

La dieta baja en proteínas que podrá obtener de los plátanos, yogurt y atún que le aportarán el aminoácido triptófano.

La leche descremada le proporcionará vitamina B6.

La caballa al natural, salmón, sardinas y otros pescados azules son buena fuente de ácidos grasos omega 3, mientras que las semillas de girasol, de lino, de sésamo y de calabaza, proporcionan ácidos grasos omega 6. Ambos tienen un efecto directo sobre los nervios del cerebro, y un efecto indirecto sobre los neurotransmisores y otras sustancias necesarias para inducir al sueño.

Si tienen niveles bajos de hierro necesitará pescado, pollo sin piel, cereales, remolacha roja, lentejas, y en general vegetales de hojas verdes.

La lechuga induce al sueño, lo mismo que la cebolla.

Plantas medicinales:

LÚPULO *(Humulus lupulus)*

Partes utilizadas:
Se emplean las flores.
Composición:
Aceite etéreo, mircetol, luparenol, linalol, tanino y estrógenos.

Usos medicinales:
Sedante, aperitiva y estrogénica. Se emplea para los estados de nerviosismo, insomnio e histeria. Aumenta el apetito, produce ligero engorde, controla la taquicardia, las jaquecas y los problemas reumáticos. Baja la fiebre.
Otros usos:
Se emplea desde hace muchos años para dar sabor a la cerveza. Puede provocar la subida de la leche en las embarazadas e hipertrofia mamaria en varones. Se emplea también en la vejiga neurógena y las pústulas de la piel.
Toxicidad:
Su grado de toxicidad es bajo. No administrar en niños ni en el embarazo.

ESPINO BLANCO *(Crataegus oxycantha)*

Partes utilizadas:
Se emplean las flores.
Composición:
Contiene purinas, colina, ácidos triterpénicos, crataególico, flavonoides, quercetol, ácido caféico, antocianinas, histamina, aminopurinas, taninos y vitamina C.

Usos medicinales:

Hipotensora, cardiotónica, calmante y antiespasmódico. Es el remedio de elección en toda la patología cardiaca, en especial la insuficiencia. Regula la tensión arterial alta y baja, la tensión descompensada y corrige las taquicardias y palpitaciones, especialmente de origen nervioso. Mejora la arteriosclerosis, el exceso de colesterol, y los espasmos vasculares. La corteza se empleaba contra la malaria. Su acción está más en la continuidad que en la dosis, ya que, dosis más altas no tienen mejores efectos.

Otros usos:
Es una buena planta para elaborar deliciosos y útiles vinos medicinales. Con la madera se hacen útiles de torno y ebanistería. Se emplea contra el insomnio moderado y los vértigos.

Toxicidad:
No tiene toxicidad. A dosis altas puede originar bradicardia.

NARANJO AMARGO (Azahar) *Citrus aurantium*

Partes utilizadas:
Flores y frutos
Composición:
Esencia de limoneno, hesperidia, glucosa, tanino y ácidos en las hojas.
Limoneno, pineno, citroneol, nerol, canfeno, linalol y geraniol en las flores.
Citral, hesperidina, vitaminas, enzima, pectina y flavonoides en la corteza de los frutos.

Usos medicinales:
La esencia de Azahar tiene efectos sedantes y antiespasmódicos. La cáscara del fruto es digestiva y venotónica. Las flores y, por tanto, la esencia, son un remedio tradicional contra el insomnio, la excitación nerviosa y el histerismo. Alivia la tos nerviosa y el estrés.

La cáscara se emplea para las enfermedades venosas, especialmente hemorroides y varices, aunque también se le han encontrado buenos efectos en la arteriosclerosis. Mejora la resistencia capilar, los edemas por estancamiento venoso y la tendencia a las hemorragias. Es un buen remedio para aplicar en el embarazo por su inocuidad.

Otros usos:
Recientemente se emplea el aceite de sus semillas para combatir el exceso de colesterol, ya que son muy ricas en ácidos grasos esenciales. Tiene sinergia con la cáscara del limón en la patología venosa.

Toxicidad:
No tiene toxicidad.

PASIFLORA *(Passiflora incarnata)*

Partes utilizadas:
Se emplean las flores.

Composición:
Alcaloides, fitosteroles, flavonoides, heterósidos, calcio y azúcar.

Usos medicinales:
Es sedante general de efecto suave. Es un buen calmante nervioso, siendo eficaz para tratar la angustia, ansiedad y los trastornos de la menopausia. También en casos de arritmias, temblores seniles y palpitaciones. Su efecto es bastante rápido, incluso en casos de insomnio. Es un sedante adecuado para los niños.

Toxicidad:
No tiene toxicidad.

NUTRIENTES

TRIPTÓFANO

Es uno de los aminoácidos esenciales más importantes de todos, no solamente en la formación de proteínas específicas, sino en su papel sobre los neurotransmisores. Además, es el único aminoácido junto a la L-Glutamina, que es capaz de atravesar la barrera hemato encefálica y llegar activo al cerebro. Como sabemos, esta barrera es una extraordinaria defensa que posee el organismo para salvaguardar tan delicado órgano.

Aunque su importancia en la dieta apenas si fue tenida en cuenta, la medicina lo usó durante bastantes años para tratar problemas intelectuales, como es el síndrome de Down y la oligofrenia, unido al ácido glutámico. Después sus aplicaciones abarcaron desde problemas del sueño, depresiones e insuficiencias circulatorias en general y de manera especial las cerebrales del anciano. De todas maneras, no es el único aminoácido con acción sobre el sistema cerebral, aunque sí es el único que llega de manera directa, sin modificar. Otros nutrientes como la Colina o la Tirosina, tienen importantes acciones en este campo, pero deben llegar modificados o a través de complejos sistemas hormonales.

El hecho de ser un aminoácido que debe aportarse mediante los alimentos le da aún más valor, mucho más si tenemos en cuenta que es muy inestable al calor y que incluso en alimentos ricos en proteínas se encuentra en cantidades muy pequeñas, dando lugar a carencias con mucha facilidad.

Funciones orgánicas:

Es el precursor de diferentes neurotransmisores, entre ellos la serotonina, la cual depende esencialmente de los niveles de triptófano que le lleguen. Estos niveles suelen ser muy bajos (y esto explicaría la gran cantidad de personas que padecen insomnio) ya que están interdependientes a su vez de la cantidad de ácido nicotínico que exista en la dieta, la cual emplea al aminoácido para su síntesis. Por tanto, si a la poca cantidad que existe en los alimentos y lo poco estable que es al calor, añadimos las demandas requeridas para la síntesis de la vitamina PP, comprenderemos la necesidad de tomar suplementos de este aminoácido.

Este efecto debe ser tenido muy en cuenta cuando tratemos enfermedades carenciales en Nicotinamida, como la pelagra o seudo pelagra, ya que una carencia de triptófano puede aumentar las avitaminosis y hacerla difícil de solucionar.

Su dependencia es aún mayor si tenemos en cuenta la posibilidad de que pueda ser utilizado en el organismo y que depende de la proporción del resto de los aminoácidos esenciales, en especial la tirosina y la fenilalanina, los cuales como sabemos intervienen también en la misión de favorecer la acción de los neurotransmisores.

La dieta afecta mucho a su utilización, especialmente si es rica en carbohidratos y pobre en proteínas. Si la alimentación es rica en azúcares se incrementa el nivel de serotonina, la cual demanda mayor cantidad de triptófano para elaborarse. Este aumento puede darse si no ha sido utilizado previamente para otros requerimientos corporales, como puede ocurrir en los trabajos intelectuales intensos, los cuales aprovechan la facultad del aminoácido para atravesar la barrera cerebral e incorporarse así rápidamente a las demandas. No hay pues metabolización previa, ni problemas que puedan interferir su acción.

No obstante, este efecto puede ser utilizado en nuestro beneficio ya que si como sabemos el triptófano es un inductor al sueño podemos tomar una comida rica en hidratos de carbono si queremos tener un sueño placentero o rica en proteínas si deseamos estar alerta en ese momento. Por tanto, y como efecto secundario añadido, una moderada ingestión de hidratos de carbono a media mañana, junto a un suplemento de triptófano, evitará que se declare un apetito excesivo por ansiedad, contribuyendo así a adelgazar.

Síntomas carenciales:

Aunque no de una manera absoluta, como ocurre en las avitaminosis, la carencia de triptófano puede dar lugar a una gama muy extensa de patologías que pueden solucionar problemas aunque no sean estrictamente carenciales. Su acción sobre los neurotransmisores permite tratar con éxito aquellas enfermedades cardiovasculares en las cuales el estrés se manifieste con ansiedad, taquicardias o arritmias, con mucho más motivo cuando no existan alteraciones en la pared arterial, como ocurre en la arteriosclerosis. El angino-espasmo, dolor precordial que se percibe en la crisis de la angina de pecho, es una buena aplicación para tomar triptófano.

Sin embargo, será su utilidad en el tratamiento del insomnio crónico o circunstancial la que más importancia ha adquirido en los últimos años, aunque por desgracia no ha conseguido ocupar un lugar de preferencia entre el arsenal farmacéutico. Hay quien opina que el problema es que si se hubiera comercializado adecuadamente y dada su gran efectividad e inocuidad, hubiera desplazados a preparados farmacéuticos de consumo millonario.

Las experiencias dejan bien claro que una pequeña dosis de triptófano antes de irse a la cama provoca una discreta somnolencia que invita a dormir. Este efecto es totalmente inocuo, reversible si la persona se esfuerza, pudiendo ser administrado incluso a niños o enfermos graves sin ningún efecto secundario, ni en ese momento ni al despertarse, lo cual se realizaba con total relajamiento y sin el embotamiento de los somníferos habituales. Además, las experiencias que se hicieron con medidores de las ondas cerebrales durante el sueño comprobaron que el sueño era profundo, sin alteraciones del ritmo e incluso sin pesadillas, algo que nunca lograron los medicamentos. Tampoco existe hábito o dependencia del producto una vez suspendido el tratamiento, lográndose, además todos los demás beneficios que aporta un suplemento de este aminoácido esencial.

Otra gran ventaja (y van...) del triptófano es que puede ser tomado durante el día como relajante, ya que no provoca sueño en las horas diurnas, pudiéndose incluso conducir vehículos ya que la alerta intelectual y los reflejos no quedan disminuidos. El triptófano actuaría solamente cuando el individuo deseara dormir y no en cualquier momento.

Sus efectos sobre el psiquismo y el sistema nervioso le llevan a ser también un buen tratamiento contra la ansiedad, la irritabilidad e incluso la depresión, quizá por su dependencia de otros aminoácidos antidepresivos como la tirosina y la fenilalanina. Juntos constituyen uno de los remedios más eficaces y rápidos que existen para el tratamiento de las crisis depresivas y sin efectos secundarios.

Quizá sea su acción conjunta con estos aminoácidos o por el estímulo que supone a la producción de serotonina y endorfinas, lo cierto es que las aplicaciones como antidepresivo del triptófano son muy notables. Esta acción sobre las hormonas endógenas es bastante más amplia de lo que a primera vista parece, ya que si como sabemos influye sobre ellas es lógico pensar que el abanico de posibilidades terapéuticas es grande. Las últimas experiencias nos hablan de que una dosis de triptófano diaria puede servir para aumentar la tolerancia al dolor y si es así no solamente nos podríamos encontrar con un nuevo analgésico, ahora más inocuo que los anteriores, sino que podríamos conseguir reducir la dosis de morfina en los enfermos de cáncer, efecto suficientemente importante como para que fuera digno de un estudio serio.

También sabemos que es útil para tratar trastornos de la conducta, en especial manías o fobias, así como neurosis y neurastenias, quizá porque algunas de estas patologías se deban a carencias de algún elemento nutritivo, como pudiera ser un aminoácido.

Aplicaciones no carenciales:

Cualquier tipo de dolor, sea crónico agudo, como terapia sola o combinada con los fármacos habituales, lo que permitirá reducir la dosis de éstos.
Insomnio crónico o para quitar poco a poco la dependencia a las hipnóticos utilizados.
Para tratar problemas de ansiedad o emocionales que cursen con tristeza, apatía, depresiones o neurosis.
En casos de bulimia y anorexia nerviosa.
Síndrome carcinoide.
Psicosis y comportamiento agresivo.

Temblores del Parkinson.

Una forma activa de este aminoácido se encuentra en la planta Grifonia simplicifonia que contiene L-5-Hydroxytryptofane (5-HTP), un metabolito del aminoácido y precursor directo de la serotonina. La absorción intestinal del 5-HTP es muy elevada (del orden del 70%) y, al no requerir la presencia de moléculas transportadoras, no se ve afectada por la presencia de otros aminoácidos dietéticos que pudieran competir por esos mismos transportadores. Por esa razón, puede tomarse con comidas sin que su efectividad se vea reducida. El 5-Hidroxitriptófano (5-HTP), también conocido como oxitriptan (INN), ve aumentada su eficacia al unirse a la vitamina B6. El exceso de 5-HTP, especialmente cuando se administra con vitamina B6, se cree que se metaboliza y se excreta.

La acción psicotrópica de 5-HTP se deriva de su efecto sobre la producción de serotonina en el sistema nervioso central. Se ha demostrado que la administración conjunta con carbidopa aumenta en gran medida los niveles sanguíneos de 5-HTP. Sin embargo, varios estudios han demostrado que el 5-HTP es efectivo incluso sin este inhibidor. Otros estudios indican el riesgo de sufrir una esclerodermia como resultado de la combinación de 5-HTP y carbidopa.

Aunque el 5-HTP no se encuentra en los alimentos en cantidades significativas, es un intermediario que participan en el metabolismo del triptófano, el cual se encuentra en abundancia en el pavo, leche, patatas, calabaza y verduras diversas.
A menudo se vende como un complemento dietético, que se obtiene de las semillas de la leguminosa Griffonia simplicifolia. Se vende normalmente en cápsulas vegetales o de gelatina de 50 mg ó 100 mg.

Se le reconocen efectos notorios como antidepresivo, anorexígeno e inductor al sueño. la eficacia del 5-HTP en el tratamiento de la depresión, aunque la calidad de estos estudios ha sido cuestionada. También hay experiencias positivas en fibromialgia, ataxia de Friedreich, cefaleas crónicas, ansiedad, bulimia asociada con la obesidad y el insomnio.

Precauciones

Falsos positivos en las pruebas en busca del síndrome carcinoide.
Hipertensión.

Interacciones

Con inhibidores de la MAO o ISRSs.

GABA

El GABA se sintetiza a partir del ácido glutámico mediante la intervención específica de la ácido-glutámico-descarboxilasa (GAD), un sistema enzimático dependiente del fosfato de piridoxal, exclusivo de mamíferos y presente sólo en el sistema nervioso.
El GABA está presente en altas concentraciones en muchas regiones cerebrales. Estas concentraciones son de alrededor de 1.000 veces mayor que las concentraciones de los neurotransmisores monoaminérgicos clásicos en las mismas regiones. Esto está de acuerdo con las acciones potentes y específicas de las neuronas ricas en GABA en estas regiones.
A la vista de la naturaleza ubicua del GABA en el SNC, no sorprende quizá su gran participación funcional. Entre otras posibles implicaciones funcionales del GABA se sugiere

que su alteración participa en los trastornos neurológicos y psiquiátricos de humanos, incluyendo la corea de Huntington, epilepsia, alcoholismo, esquizofrenia, trastornos del sueño y la enfermedad de Parkinson.

La utilización farmacológica del GABA es un enfoque efectivo para el tratamiento de la ansiedad, y ahora sabemos que las acciones anestésicas depresivas de los barbitúricos provienen de un aumento de la transmisión sináptica inhibitoria mediada por los receptores GABA.

VITAMINA B-6 (*Piridoxina*)

Forma parte de las transaminasas al actuar sobre los aminoácidos glutámico y aspártico y permite realizar la síntesis de los aminoácidos a partir de los hidratos de carbono. También participa en otras reacciones en las que están involucrados la glutamina, la aspargina y el ácido aspártico, facilitando la formación de urea. Su acción sobre los aminoácidos abarca también a la tirosina, la histidina, cisteína, así como al triptófano y la vitamina PP.

Siguiendo con los procesos metabólicos la volvemos a encontrar influyendo en la serina y la treonina y en un derivado de la metionina llamado homocisteína. También facilita la conversión del ácido linoleico en araquidónico, en la biosíntesis de la coenzima A, el cual se altera cuando hay carencia de B-6 y facilita la formación del glucógeno de reserva en los músculos e hígado. Podríamos afirmar que su presencia es esencial para la totalidad de los aminoácidos esenciales.

Su papel es también importante en la incorporación del hierro en la síntesis de la hemoglobina, en la fijación del calcio a los huesos, la actividad del sistema nervioso central y para suministrar metabolitos al ciclo de Krebs.

Está íntimamente relacionado con la Niacina, pero al contrario que ésta no es un producto del triptófano y le ayuda a metabolizarse.

Su coenzima, la codecarboxilasa, interviene en el metabolismo de las proteínas y en forma de fosfato de piridoxal en el metabolismo del sistema nervioso. Su carencia puede ser debida a una disminución del nivel del ácido gamma amino butírico del sistema nervioso, ya que su síntesis se realiza mediante un enzima que precisa el piridoxal 5 fosfato. El codecarboxilasa, a su vez, interviene también como cofermento en el metabolismo de los aminoácidos, siendo también importante en el de los lípidos y la colesterina.

La piridoxina misma probablemente carece de acción fisiológica, pero se transforma fácilmente por el cuerpo en las formas funcionales piridoxal y piridoxamina.

En la sangre estimula la eritropoyesis y la leucopoyesis y posee acción desintoxicante sobre tóxicos endógenos y exógenos.

Su papel es importante en el metabolismo cerebral y es necesaria para la formación del grupo de aminas cerebrales que facilitan la transmisión nerviosa, entre ellas la adrenalina, la noradrenalina y la dopamina.

Hay ciertas drogas que interfieren en su relación con los sistemas enzimáticos específicos, como la isoniacida, la penicilamina y la hidralazina, dando lugar a carencias de B-6 bastante importantes.

Las necesidades diarias son de 2,0 mg/día en adultos, 10 mg/día en embarazadas y 0,4 mg/día en los lactantes.

Enfermedades carenciales

Aunque la deficiencia primaria es muy infrecuente, al estar muy difundida por la naturaleza, se han podido observar carencias importantes en niños pequeños alimentados con leche artificial en polvo, dando lugar a convulsiones, y en personas con tratamiento de fármacos antagonistas.

Los síntomas consisten en seborrea, glositis, queilosis, neuropatías, anemia en los adultos e incluso deficiencia mental, urticaria y asma.

También son frecuentes carencias en los regímenes de adelgazamiento y es normal encontrar seborrea alrededor de la nariz, ojos y boca y una disminución constante en el número de linfocitos. Hay neuritis periférica y accidentes cardiovasculares más frecuentes.

Aplicaciones ortomoleculares

Esta es quizá la mejor aplicación de la piridoxina, ya que aunque las carencias no son frecuentes, su utilidad como nutriente con propiedades terapéuticas es muy amplia y permite tratar una gran gama de enfermedades, entre ellas:
Insomnio como coadyuvante de otros fármacos. *Favoreceelsueño*.
Náuseas y *vómitos* de la embarazada, especialmente en los tres primeros meses.
Mareo en los viajes, aunque el efecto deba ser también preventivo.
Enfermedad de kwashiorkor por deficiencia de proteínas.
Hipoplasia medular por *anemia* normocrómica.
Colitis crónicas y agudas, diarreas, náuseas y vómitos.
Hepatopatías y anorexia.
Cardiopatías funcionales y secuelas de accidentes vasculares.
Pérdida de *memoria* y disminución de las facultades intelectuales.
Bajo rendimiento deportivo y poco *desarrollomuscular*.
Alcoholismo crónico y para anular los efectos de las borracheras (300 mg en una dosis)
Alopecia en unión al complejo B.

Pelagra, para curar las lesiones residuales.

Acné, junto con la vitamina A en dosis de 250 mg

Encefalitis, por su acción decisiva sobre el sistema nervioso.

Trastornos neuromusculares como parálisis, parkinsonismo, temblor ideopático.

Hipoacusias seniles, neuroencefálicas, tóxicas, en asociación con las vitaminas B-1 y A.

Litiasis renal, para favorecer el paso de glicina a glioxílico, mucho más fácil de eliminar.

Porfiria (enfermedad metabólica), en unión a la vitamina E.

Advertencias:

Dosis prolongadas de vitamina B-6 pueden desequilibrar el ácido pantoténico de la dieta, originando carencias.

No administrar junto con medicamentos que contengan L-Dopa, porque anula su efecto.

Dosis muy altas durante varios meses puede producir ataxia sensitiva y alteración de la sensibilidad en las extremidades inferiores.

CALCIO

De todos los minerales presentes en nuestro organismo el calcio es, sin lugar a dudas, el elemento más importante ya que supera con mucho su presencia respecto al resto, llegando a constituir hasta el 2 por ciento del peso corporal, o lo que es igual, unos 1.200 gramos en el adulto. De esta cantidad, el 99 por ciento se distribuye entre los huesos, tejidos duros y dientes. Tal es su proporción que del total de minerales que existen en el cuerpo humano el 39 por ciento de ellos está como calcio y solamente una ínfima parte, apenas el 1 por ciento de esa cantidad, se encuentra en la sangre, líquidos extracelulares y en el interior de las células. Pues es precisamente esa pequeña porción la que cumple una misión vital para la salud. Alrededor de 700 gramos entran y salen diariamente del sistema óseo en forma de fosfato y carbonato de calcio y una pequeña proporción lo hace como fluoruro y magnesio. Los vasos sanguíneos y linfáticos, la médula ósea y la sangre pasan a través de la matriz y los minerales se difunden así al líquido extracelular. El hueso, además, es una parte viva y cambiante de nuestro organismo y por ello cada seis años el calcio es reemplazado totalmente de nuestro cuerpo y ayuda a una serie de funciones y reacciones físicas entre las que se encuentran la contracción muscular, la coagulación sanguínea, la reacción nerviosa a los estímulos, la utilización adecuada del hierro alimentario, etc.

El calcio de los dientes es similar, aunque con una presencia mayor de fluoruros y constituye una reserva mineral en caso de carencias, por lo que podemos considerar las caries y la mala formación de los dientes como una señal de alarma en relación con el metabolismo del calcio. Otra reserva no menos importante se encuentra en los líquidos extracelulares, especialmente en las trabéculas de los huesos largos, y el organismo lo utilizará en caso necesario aunque para ello tenga que descalcificar al hueso. A fin de cuentas, un hueso con poco calcio no compromete la salud, pero si esta carencia abarca a la sangre las consecuencias pueden ser muy graves.

Afortunadamente y como ya hemos dicho, el hueso es un elemento vivo en continua renovación y una carencia no altera su estructura, pudiéndose restablecer su porcentaje de calcio en pocos días. Por desgracia y como también ocurre con el resto del cuerpo, la función regeneradora se va debilitando con el paso de los años y el hueso puede perder más calcio del que puede retener. Es como si perdiera la memoria y a pesar de disponer de suficiente cantidad de calcio no pudiera asimilarlo ni fijarlo. Otro problema es que aunque la ingestión de calcio suele ser alta en una dieta normal, solamente podemos absorber un 20 por ciento y en ocasiones si siquiera llega al 10 por ciento. El resto se elimina sin poder ser aprovechado, aunque existen modos de evitar esta pérdida tan importante.

Absorción

Sabemos de una serie de factores que facilitan su aprovechamiento como son:

1- Un aumento en la acidez gástrica, ya que es muy soluble en presencia de ácido clorhídrico y facilita su absorción a través del intestino delgado.

2- Presencia de vitamina D que hace que el calcio se absorba antes de llegar al colon, donde ya no se puede absorber.

3- Presencia de lactosa, ya que al unirse ambos forman un compuesto que puede ser transportado a la mucosa intestinal y evita así la precipitación como complejo insoluble.

4- Suficiente cantidad de grasa para que frene la excesiva motilidad intestinal que impida su absorción por falta de tiempo.

5- Cantidad adecuada de proteínas para formar compuestos quelados que faciliten su metabolización. No obstante, un consumo alto puede ser contraproducente.

Factores que contribuyen a una carencia

1- Poco ejercicio físico o inmovilización por enfermedad. Los huesos pierden la propiedad de atraer el calcio y retenerlo, eliminando la mayoría del consumido con la dieta.

2- La toma de alimentos alcalinos o medicamentos utilizados para combatir la acidez gástrica.

3- Tomar alimentos muy ricos en ácido oxálico el cual se combina con el calcio formando así oxalato cálcico, una mezcla no absorbible y que puede dar lugar a formación de cálculos.

4- Ingestión exagerada de alimentos ricos en ácido fítico, rico en fósforo, el cual forma fitato cálcico insoluble. No obstante, esta teoría parece que era mal intencionada, promovida por los detractores de la alimentación vegetariana, ya que según comprobaciones posteriores demostraron que el ácido fítico es destruido, o bien en el proceso de elaboración del pan integral, o bien por la acción de los propios jugos gástricos.

5- Ingesta insuficiente, ya que los alimentos muy ricos en calcio son pocos y el agua, una fuente de importancia, no es igual en todas las zonas.

6- Aumento de las necesidades, especialmente en embarazadas y lactantes, niños en crecimiento, práctica de algún ejercicio intenso, tensión emocional prolongada, dolores crónicos o intensos, infecciones u operaciones quirúrgicas.

7- Traumatismos óseos que obliguen a una restauración del hueso.

8- Exceso de grasas saturadas en la alimentación las cuales forman un compuesto insoluble con el calcio.

9- Consumo extra de fibra dietética (salvado, en especial).

10- Menopausia y cualquier alteración en la mujer que produzca poca cantidad de estrógenos.

11- Hiperfunción de la glándula tiroides y/o paratiroides, ésta última porque aumenta las necesidades de calcio.

12- Uso continuado de diuréticos

Funciones orgánicas

• Construir y reconstruir los huesos y dientes.

- Indispensable para la actividad del ATP, lo que permite la liberación de energía a nivel muscular.
- Necesario en la coagulación de la sangre por su papel en la producción de fibrina y la estimulación de la tromboplastina por las plaquetas, permitiendo el paso a trombina, en unión a la vitamina K.
- Controlar la permeabilidad de la membrana celular y el paso de los nutrientes, en unión a la lecitina.
- Indispensable en la transmisión nerviosa de los músculos, entre ellos el corazón, manteniendo el tono muscular y el número de latidos en unión al potasio, el magnesio y el sodio.
- Favorece el sueño y controla los excesos de hiperexcitabilidad emocional.
- Equilibra la relación ácido-base de la sangre.
- En el embarazo ayuda a la liberación de la hormona prolactina para que se produzca la lactancia.
- Controla los niveles altos de histamina.
- Evita la acumulación de metales tóxicos en el organismo.

Fuentes naturales

El calcio procedente de los productos lácteos es mejor asimilado que el procedente de otras fuentes, quizá porque va unido con otros minerales y vitaminas que favorecen su absorción. En el reino vegetal hay alimentos como los nabos, el brécol, la col y las legumbres, que son otra fuente importante de calcio, mientras que en el reino mineral es sin lugar a dudas la Dolomita la fuente inorgánica más adecuada para cubrir carencias ya que junto al calcio se encuentran el sílice, el magnesio y el flúor, entre otros minerales. La concha de ostras y la cáscara del huevo que habitualmente se tiran al cubo de la basura, son extraordinarias maneras de tomar calcio extra simplemente pulverizándolas y añadiéndolas a las comidas.

Se calcula que las necesidades diarias de calcio de un adulto deben ser de al menos 800 mg aunque hay otros organismos que afirman que con solamente 500 mg es suficiente. Si tenemos en cuenta que las pérdidas por el proceso metabólico son de 320 mg diarios y que solamente se absorbe el 30% del calcio ingerido, es más lógico pensar que la primera cifra sea la correcta, especialmente si tenemos en cuenta que es necesario asegurar cierta cantidad de reserva para cubrir carencias futuras. Las necesidades de calcio son más altas en las niñas, especialmente a partir de los 16 años.

Equilibrio calcio-fósforo

Al igual que ocurre con las vitaminas, la relación entre la cantidad de minerales debe ser la correcta y el exceso de uno puede desequilibrar a otro. El calcio necesita para su metabolismo suficiente cantidad de magnesio, de sílice y de flúor, además de vitamina D. Referente al fósforo no solamente es necesaria su presencia sino que la proporción tiene que ser siempre la adecuada que es de 1 a 1 durante el embarazo y la lactancia y de 2,2 a 1 en los adultos. El exceso de fósforo, por tanto, provocará mayor demanda de calcio y si no se le administra habrá carencias.
Los valores sanguíneos del calcio oscilan entre 8,8 y 10,4 mg/dl, estando el 40% del calcio total ligado a las proteínas plasmáticas, mientras que el resto forma complejos con el fósforo y el ácido cítrico, y un 50% circula libre, estando las reservas orgánicas en el hueso del cual se intercambia diariamente un 1%.
La regulación del calcio depende esencialmente de la hormona paratiroidea PTH, compuesta de 84 aminoácidos y la vitamina D. La acción hormonal moviliza rápidamente el

calcio y el fósforo favoreciendo su absorción y retención, actúa sobre los túbulos renales para contribuir a la eliminación y reabsorción, y aumentar la absorción a través de los intestinos.

En momentos de equilibrio orgánico la cantidad que llega del intestino a los huesos es igual a la que se elimina por orina y cuando hay poca ingesta alimentaria aumenta la absorción intestinal y disminuye la eliminación renal, dependiendo este mecanismo de la vitamina D y la PTH.

Otro factor que puede desequilibrar esta relación es la hormona calcitonina, segregada por la tiroides, la cual se une a la parathormona, segregada por la glándula paratiroides, cuya misión es mantener en el plasma una cantidad media de 10 mg por cada 100 ml de plasma. Si el nivel de calcio en sangre desciende la parathormona extraerá calcio de los huesos y lo liberará en el torrente sanguíneo, al mismo tiempo que disminuirá la excreción de calcio por el riñón. Suponiendo que el nivel en sangre esté muy alto será la calcitonina la que lo regulará aumentando la expulsión por la orina.

Formas comerciales para tomar calcio

Dolomita
Es la forma más adecuada como complemento dietético, aunque la cantidad ingerida es pequeña. No obstante y dada su gran absorción, es una buena manera para tomar dosis extras sin problemas de sobredosis. La dolomita es una roca de origen marino que contiene carbonato cálcico-magnésico concentrado en la piedra caliza, además de otros minerales que le aseguran un buen equilibrio.

Harina de huesos
Se presenta en cápsulas de gelatina que favorece su absorción, impidiendo así que se mezcle con otros

compuestos no deseados. Se absorbe en el intestino y atraviesa parcialmente la mucosa intestinal.

Quelato de calcio
En teoría es una forma muy adecuada para asimilarlo, ya que al unirlo a un aminoácido aumentamos su absorción. Su biodisponibilidad es muy alta y por ello no son necesarias dosis altas de mineral.

Ascorbato de calcio
Es el resultado de unir químicamente la vitamina C con el calcio, lo que permite administrar dosis más altas de ambos en cada toma. La vitamina C efectivamente facilita la absorción del calcio, su conducción, pero no todos los países admiten esta combinación como producto dietético, ya que a fin de cuentas es el resultado de una manipulación de laboratorio.

Harina de huesos
Contiene una proporción natural entre el calcio y el fósforo, muy similar a la orgánica, además de partículas de magnesio. Su absorción es menor, aunque se puede mejorar tomándola en presencia de alimentos ácidos.

Carbonato de calcio
Es un producto de laboratorio empleado para combatir la acidez gástrica, lo cual no lo hace adecuado como complemento de calcio. Produce estreñimiento, su absorción es muy pequeña y suele combinarse con facilidad con el ácido oxálico.

Glicerofosfato de calcio
Tiene efecto tonificante sobre el sistema nervioso y mejora la astenia. Es la forma adecuada en el insomnio.

Deficiencia de calcio

El *Hipoparatiroidismo*, una tendencia a la carencia de calcio acompañada de tetania y convulsiones, suele producirse como consecuencia a una operación quirúrgica en el tiroides. Si no es así, esta enfermedad suele darse por causas genéticas en la cual, o bien la glándula paratiroides no existe o está atrofiada. Otras enfermedades que producen síntomas similares son el addisonismo, la candidiasis, carencia de alguna proteína reguladora y ciertos anticuerpos aún no determinados.

La *deficienciadevitamina* D es, sin embargo, la causa más extendida y esta puede estar producida por una alimentación inadecuada, poca exposición a la luz solar, enfermedades hepatobiliares o malabsorción intestinal. También, la toma continuada de barbitúricos y otros anticonvulsionantes provocan deficiencia funcional de vitamina D a causa de un aumento en su catabolismo. Además de estas causas puede existir una resistencia a la vitamina D que haga imposible su utilización en el metabolismo del calcio.

La *enfermedad tubular renal* a causa de una intoxicación por metales pesados o acidosis extrema, produce hipocalcemia lo mismo que la insuficiencia renal por fosfatos y no se puede tratar con vitamina D por ser muy peligrosa.

La *carencia de magnesio* debida a la dieta o a malabsorción produce poca producción de la hormona PTH.

La *pancreatitis aguda* disminuye los niveles séricos de calcio, lo mismo que la carencia de proteínas.

Síntomas

No hay una sintomatología muy definida, aunque suele ir ligada a la carencia de vitamina D y su desarrollo es lento y centrado en alteraciones neurológicas que pueden confundirse con otras enfermedades más comunes. Hay demencia, depresión y psicosis inexplicable, y en ocasiones edema de papila y cataratas si la hipocalcemia es prolongada. Solamente en casos graves se produce espasmo laríngeo y convulsiones generalizadas.

El síntoma más conocido es la Tetania y se caracteriza por dolores en la lengua, los labios y dedos de los pies, dolores musculares generalizados y espasmo de la musculatura facial. Anterior a ello hay bastante inestabilidad al andar, contracción de los músculos faciales, hiperventilación respiratoria que puede confundirse con ansiedad y alteraciones en el encefalograma.

Hipercalcemia

Los niveles excesivos de calcio son tan peligrosos como la carencia y se debe tratar como un caso de intoxicación urgente. Las causas pueden ser:

Destrucción excesiva de la masa ósea por:
- Exceso de hormona paratiroidea a causa de un hiperparatoroidismo primario o un carcinoma paratiroideo.
- Una hipercalcemia tumoral en los procesos malignos.
- Procesos malignos con metástasis óseas en leucemias, linfomas, mielomas.
- Hipertiroidismo.
- Intoxicación por vitamina D.
- Inmovilización en pacientes jóvenes. Enfermedad de Paget o ancianos con osteoporosis.

Por ingesta excesiva o aumento de la absorción intestinal del calcio a causa de:
- Intoxicación por vitamina D.
- Sarcoidosis y otras enfermedades similares crónicas.
- Síndrome de la leche y alcalinos.

135

Concentración elevada de proteínas plasmáticas y otras causas como:

- Mixedema, enfermedad de Addison y de Cushing.
- Tratamiento con diuréticos tiacídicos.
- Hipercalcemia infantil.
- Estancamiento venoso prolongado mientras se obtiene una muestra de sangre.
- Prueba de laboratorio falsa por utilizar vidrio contaminado.

Síntomas de la hipercalcemia

A veces no se detectan salvo en un análisis de sangre rutinario y en ausencia de éste pueden ser confundidos con otras enfermedades, salvo que se disponga de un historial del paciente muy completo. La sintomatología comprende estreñimiento, anorexia, náuseas, vómitos y dolor abdominal. A nivel renal hay poliuria, nicturia y dolor en la micción. De continuar la sobredosis aparecerá confusión, delirio, psicosis, estupor y finalmente coma. Antes de ello la afección neuromuscular puede causar debilidad importante de los músculos esqueléticos y quizá convulsiones e hipertensión. El final es con shock, insuficiencia renal y muerte. Se suele corregir con la aplicación de calcitonina.

Aplicaciones del calcio

Como coadyuvante en las terapias del insomnio. Es un sedante del SNC y disminuye la permeabilidad de su membrana.
En todas las formas artrósicas, especialmente en las de la menopausia y vejez, así como en las osteoporosis, en unión a la vitamina D y al magnesio.
Problemas dentarios con caries, piorrea y encías sangrantes, unido a la vitamina C.

Úlcera duodenal, colitis, diarreas y estreñimiento, junto a las vitaminas A, C y el magnesio.

En todos los traumatismos que cursen con fracturas óseas.

En época invernal y cuando exista tendencia al raquitismo, junto a la vitamina C.

Todo tipo de calambres, sean causados o no por carencia de calcio, así como en la tetania y convulsiones, unido a la vitamina B-6.

Vértigo y síndrome de Meniére, junto a la vitamina B-6.

Uñas frágiles, junto al hierro, sílice y vitamina A.

Anemia, diabetes y disfunciones glandulares en general, en unión al hierro.

Envejecimiento prematuro, junto a la vitamina F.

Alergias, asma, urticaria, shock anafiláctico, junto al manganeso.

Refuerza al músculo cardiaco actuando como un cardiotónico.

Trastornos de la coagulación, por déficit.

Tuberculosis, bronconeumonía.

En resumen

Artritis, alergias, calambres en las piernas y brazos, insomnio, dolores menstruales, tensión pre-menstrual, palpitaciones, nerviosismo, falta de elasticidad en músculos y tendones.

El Calcio presente en los lácteos inhibe la absorción de otros metales a nivel intestinal.

La descalcificación no siempre se debe a carencias de Calcio, pues con frecuencia es una falta de Sílice, Fósforo o Magnesio.

No se debería utilizar la terapia con Calcio en caso de osteoporosis, prefiriéndose en estos casos la movilización muscular y el ácido fólico.

MAGNESIO

Es el cuarto catión más abundante en el organismo, siendo su contenido corporal de 2.000 mEq en un varón de 70 kilos, encontrándose casi la mitad en el hueso, no siendo fácilmente intercambiable con el que se encuentra en el líquido encefalorraquídeo que contiene apenas un 1% del total. El resto, ese 49%, se encuentra distribuido intracelularmente.

La concentración idónea del magnesio corporal se mantiene gracias a la ingesta alimentaria y al control renal e intestinal que se realiza, en parte controlado por la hormona PTH, la cual como sabemos también regula la cantidad de calcio. En caso de poca ingesta la eliminación fecal e intestinal prácticamente es nula, aunque esta facultad de regularlo se altera si la dieta es muy alta en fósforo y calcio.

El 30% del magnesio orgánico se encuentra ligado a proteínas, dependiendo esta unión del pH.
En la naturaleza se encuentra normalmente como carbonato de magnesio, siendo uno de los minerales más abundantes de la corteza terrestre ya sea como la forma anteriormente dicha o como magnesita, dolomita, carnalita o epsomita.

Funciones corporales

- Activa una gran variedad de enzimas, entre ellas la fosfatasa alcalina y el trifosfato de adenosina.
- Estabiliza la estructura macromolecular del ADN y del ARN.
- Es necesario para la actividad del pirofosfato de tiamina, la forma activa de la vitamina B1.
- Interviene en el metabolismo del calcio y el fósforo.
- Tiene un papel esencial en la contracción muscular.
- Es cofactor en el metabolismo de la vitamina B2.

- Favorece el crecimiento estatural de los niños.
- Tiene funciones similares al calcio, aunque son antagonistas si se encuentran en cantidades excesivas.
- Evita la formación de cálculos de oxalato cálcico en los riñones.
- Regula la temperatura corporal.
- Es cofactor en la producción de diversas hormonas.
- Su presencia es esencial en la transmisión de los impulsos nerviosos.
- Facilita la relajación muscular.
- Mantiene los huesos, articulaciones, cartílagos y dientes en buen estado.
- Regula el azúcar y el colesterol presentes en la sangre.
- Mantiene las contracciones cardiacas y regula su excitabilidad.

Causas de su carencia

- Alimentos procesados y congelados.
- Consumo de cereales refinados y blanqueados.
- Utilización de azúcar y sal refinadas.
- Consumo cotidiano de salvado y otros estimulantes del peristaltismo intestinal.
- Elevado consumo de suplementos de fósforo, calcio y vitamina D, sin que contengan también magnesio.
- Diarreas crónicas, colon irritable, enfermedad celíaca o toma de laxantes, aunque sean naturales.
- Administración hospitalaria de sueros gluco-salinos.
- Dietas por obesidad.
- Tratamiento con fármacos como la insulina, corticoides, píldoras anticonceptivas, mezclas de aminoácidos, diuréticos, antineoplásicos, antibióticos, digoxina o derivados del digital, aldosterona o tiroxina.
- Alcoholismo.

- Necesidades aumentadas por enfermedades como el cáncer, cirugía, shock, astenia aguda, sudoración abundante, insuficiencia paratiroidea, cirrosis hepática, insuficiencia cardiaca, nefrosis, enteritis, alergias y estrés.
- Lactancia.
- Malnutrición proteico-calórica.

Síntomas de deficiencia

Los síntomas no suelen ser aislados y se encuentran asociados a otras carencias nutritivas. Los síntomas centrados en el sistema nervioso se parecen a los que se dan cuando hay intoxicación por *curare* y consisten en irritabilidad muscular y nerviosa. También se dan anorexia, náuseas, vómitos, letargo, debilidad, alteraciones de la personalidad, temblores y signos neurológicos similares a la hipocalcemia e hipokalemia (potasio).
El electromiograma registra alteraciones miopáticas (musculares) y si se trata de niños puede haber convulsiones muy generalizadas.

Otros autores refieren:

Insomnio.
Debilidad y astenia.
Dolores articulares.
Contracciones musculares dolorosas.
Espasmos en músculos pequeños, como los párpados.
Muecas, calambres y tic nerviosos.
Dificultad en mantener los pies quietos.
Síndrome de raíz cervical.
Estreñimiento.
Falta de coordinación muscular y poca destreza para el ejercicio.
Entumecimiento de las extremidades.

Episodios epilépticos.

Mala memoria.

Taquicardias.

Dificultad para tragar, con vómitos frecuentes por espasmo del esófago.

Dismenorreas.

Alteraciones de la personalidad como esquizofrenia, depresiones suicidas y ansiedad.

Miedo al futuro.

Ataxias.

Verrugas, papilomas, acné, eczemas y psoriasis.

Reumatismo.

Exceso de magnesio

Aunque poco frecuente dada su gran eliminación, pueden darse casos en personas que toman medicamentos para combatir la acidez gástrica durante años o que utilizan suplementos dietéticos para mejorar su artrosis. También pueden darse casos de sobredosis en pacientes con insuficiencia renal.

La sobredosis produce alteración generaliza de la transmisión neuromuscular como consecuencia de la inhibición de la acetilcolina. Los reflejos tendinosos están disminuidos, hay hipotensión arterial, depresión respiratoria y diarreas. De no interrumpirse el tratamiento puede producirse parada cardiaca.

El tratamiento de urgencia consiste en administrar gluconato cálcico para contrarrestar todas las alteraciones, incluida la depresión respiratoria.

Aplicaciones no carenciales

Aunque el carbonato y el cloruro de magnesio son las formas dietéticas más habituales, es mejor ingerirlo como dolomita, aspartato de magnesio o quelato de magnesio, ya que a su gran absorción hay que añadir su poco efecto como laxante o irritativo gástrico.

Lo podemos emplear para:

Neuralgias.
Espasmos nerviosos.
Cefaleas.
Cólicos intestinales.
Calambres estomacales.
Tos convulsiva.
Dismenorreas.
Arteriosclerosis.
Arteritis obliterante.
Flebitis después del parto.
Trombosis.
Colitis amebiana.
Dispepsias y aerofagia.
Litiasis biliar.
Adenoma de próstata.
Cistitis de repetición.
Frigidez sexual.
Gota.
Fragilidad del cabello.
Dientes frágiles.
Otitis infecciosa.
Piorrea alveolar.
Catarros, asma, enfisema.
Opacidad del cristalino.
Preventivo del cáncer.
Psoriasis y vitíligo.

En resumen

En la preeclampsia, el alcoholismo, el insomnio, la depresión, el estrés, el nerviosismo, en los trastornos del ritmo cardíaco, en los trastornos prostáticos, en las enfermedades autoinmunes y en el cáncer. Algunos casos de angina de pecho se han beneficiado con el uso prolongado. También es de utilidad, aunque no existan carencias manifiestas, en el exceso de colesterol, depresión, cálculos renales, hiperplasia prostática, acidez estomacal, colitis, sobrepeso, mala nutrición proteica, protección contra enfermedades cardíacas (arritmias y preventivo luego de un infarto). Artritis, artrosis y osteoporosis, síndrome de fatiga crónica, enfermedades autoinmunes y cáncer. PMS (Síndrome premenstrual), todo tipo de cólicos, parodontitis compleja, enfisema, afecciones hepatobiliares, hipertensión, astenia, neuritis, retrasos del crecimiento. Distonías neuro-vegetativas, colitis crónica, dermatosis. Actúa en la irritabilidad, cansancio, calambres, palpitaciones, preserva la tonicidad de la piel, disminuye el deseo de azúcar y evita la deshidratación.

LITIO

Es uno de los oligoelementos que se consideran no esenciales para la nutrición, aunque tiene propiedades terapéuticas muy interesantes. Descubierto en 1863 en algunos vegetales, se pensó que constituía una rareza sin importancia hasta que análisis posteriores fueron capaces de detectarlo en más de 1.400 especies. También se detectó su presencia en el agua de manantial y en ciertas rocas marinas, encontrándose finalmente en los tejidos animales y humanos, principalmente en el cerebro, la médula espinal, las glándulas suprarrenales y el hígado.

No se conoce todavía cuál es la función particular del litio, pero parece un nutriente esencial. Se piensa que estabiliza la transmisión de la serotonina en el sistema nervioso; influye en el transporte de sodio; y puede aumentar el número de leucocitos fortaleciendo el sistema inmunológico así.

143

Hay también especulación que el litio está de alguna manera involucrado en la génesis de cáncer o prevención.

Funciones orgánicas

- Actúa en la hidratación celular permitiendo que el sodio salga de la célula sin afectar al potasio.
- Es decisivo en la función de los neurotransmisores.
- Mantiene la membrana celular en buen estado.
- Regula las tasas de catecolamina de la acetilcolina, del ácido glutámico y el ácido gamma amino butírico (GABA).
- Colabora en la síntesis del ATP (Adenosín trifosfato).
- Facilita la eliminación renal de la urea.
- Controla la excitación nerviosa del corazón.

Aplicaciones ortomoleculares

Las primeras aplicaciones con el litio fueron como consecuencia de encontrar una gran eliminación de sodio y fuertes retenciones de litio en los pacientes afectados por depresiones maniacas depresivas. El problema es que la dosis terapéutica recomendada, entre 600 a 1,500 mg/día, suele ser tóxica a largo plazo, especialmente si hay algún tipo de retención renal.

El tratamiento natural el cual emplea comprimidos de levadura con litio que contienen 0,8 mg o el catalítico a la 4CH, lo hace prácticamente atóxico, aunque conserva la mayoría de sus propiedades curativas.

Se puede emplear en:

Alteraciones del sueño.
Manías depresivas.
Cambios de humor bipolares.
Alcoholismo crónico.

Depresión agitada.
Ideas de suicido.
Debilidad física.
Melancolía
Tratamiento complementario con psicofármacos.
Tratamiento de las alteraciones emocionales producidas por corticoides.
Psicosis.
Trastornos del humor con irritabilidad, ansiedad, agitación y angustia.
Hipocondría.
Disminución de la creatividad y de las facultades mentales.
Fobias.
Como complemento de la terapia con fármacos en la epilepsia, parálisis periódica y parkinsonismo.
Dolores de cabeza por tensión nerviosa.
Hipertiroidismo.
Agresividad.

Consideraciones importantes en el tratamiento con litio

Aunque con el empleo de las sales de litio naturales anteriormente citadas no se dan casos de intoxicación, se mencionan a continuación las recomendaciones que existen para la aplicación del litio en la clínica médica habitual.

El litio administrado como sal carbonada se absorbe muy rápidamente y alcanza la máxima concentración en apenas una hora, sin sufrir ninguna modificación metabólica, llegando a excretarse hasta el 95% por vía renal. No obstante, esta eliminación puede quedar interrumpida si se administran diuréticos y aumenta la excreción de sodio.

La eliminación total se realiza en 24 horas, aunque se prolonga sensiblemente con la edad y las enfermedades renales. La estabilización de la enfermedad emocional se puede lograr después de un tratamiento de seis días, lo que excluye ya la tendencia al suicidio como enfermedad a tratar, salvo que simultáneamente se impongan otras terapias de acción rápida.

Para evitar efectos secundarios hay que dar la dosis repartida tres o cuatro veces al día, en presencia de alimentos para una absorción lenta, aunque llegada la mejoría puede bastar una dosis única por las noches.

El litio es un antidepresivo que no provoca sedación ni alteraciones cognoscitivas, por lo que pueden conducirse vehículos o realizar las actividades normales durante su tratamiento.

Las mujeres embarazadas por supuesto no deben tomar suplementos de litio y sería conveniente incluso que aquellas que deseen tener hijos suspendieran el tratamiento con litio unos meses antes, ya que puede haber riesgo de anomalías cardiovasculares durante el primer trimestre. Si ello no es posible por la gravedad de la enfermedad o porque el riesgo es mayor con otras terapias, se suspenderá de cualquier manera las dosis de litio 2 semanas antes del parto y no se tomará durante la lactancia, ya que es posible que pase a la leche.

Efectos secundarios:

Los más frecuentes consisten en náuseas, diarreas, exceso de orina con dolor y quizás aumento de peso. Son transitorios y se pueden eliminar simplemente ajustando la dosis.

Los casos leves incluyen leucocitosis, aumento del acné, hipotiroidismo, psoriasis y diabetes insípida por alteración renal. También pueden darse temblores suaves e irritación gástrica.

Los casos de intoxicación más graves incluyen temblores, aumento de los reflejos tendinosos, dolores de cabeza, vómitos y confusión mental. Después pueden darse estupor, convulsiones, arritmias y trastornos cardíacos con anemia aplástica.

MELATONINA

La melatonina es una hormona secretada por la glándula pineal situada en el cerebro y que ayuda a regular otras hormonas y mantiene el ritmo circadiano del cuerpo, un ritmo de 24 horas "reloj" que juega un papel crítico cuando nos quedamos dormidos y cuando nos despertamos. Cuando oscurece, el cuerpo produce más melatonina, cuando hay luz, disminuye. La exposición a las luces brillantes en la noche o muy poca luz durante el día, pueden alterar los ciclos normales de la melatonina. Por ejemplo, el jet lag, el trabajo por turnos, y la mala visión, puede alterar los ciclos de melatonina.

La melatonina también ayuda a controlar el tiempo y la liberación de hormonas reproductivas femeninas y determina cuándo una mujer comienza a menstruar, la frecuencia y duración de los ciclos menstruales, y cuándo deja de menstruar (menopausia).

Algunos investigadores también creen que los niveles de melatonina pueden estar relacionados con el envejecimiento. Por ejemplo, los niños pequeños tienen niveles más altos de melatonina durante la noche y los investigadores creen que estos niveles bajan a medida que envejecemos.

Algunas personas piensan que los niveles más bajos de melatonina puede explicar por qué algunos adultos mayores tienen problemas para dormir y tienden a acostarse y levantarse más temprano que cuando eran más jóvenes.

La melatonina tiene efectos antioxidantes y la evidencia preliminar sugiere que puede ayudar a fortalecer el sistema inmunológico.

Usos:

Insomnio

Los estudios sugieren que los suplementos de melatonina puede ayudar a la gente con los ritmos circadianos interrumpidos (como las personas con el jet lag o los que trabajan el turno de noche) y aquellos con niveles bajos de melatonina (por ejemplo, algunos adultos mayores y personas con esquizofrenia) a dormir mejor. Una revisión de estudios clínicos sugiere que los suplementos de melatonina pueden ayudar a prevenir el jet lag, sobre todo en las personas que cruzan cinco o más zonas horarias.

Algunos estudios clínicos sugieren que cuando se toma por períodos cortos de tiempo (días o semanas) la melatonina es más eficaz que un placebo para reducir el tiempo que tarda en conciliar el sueño, aumentar el número de horas de sueño, e impulsar el estado de alerta durante el día.

No está claro cómo funciona, sin embargo algunos estudios sugieren que sólo se reduce la cantidad de tiempo para conciliar el sueño durante unos minutos. Su efecto es notorio en las primeras cuatro horas del sueño, aportando entonces un descanso reparador.

Varios estudios han medido los efectos de los suplementos de melatonina en el sueño en personas sanas y se ha empleado una amplia gama de dosis, a menudo tomada por vía oral 30 - 60 minutos antes de dormir. Su efecto comienza a ser notorio después de 30 minutos.

Algunas evidencias sugieren que la melatonina podría funcionar mejor para las personas mayores de 55 años que sufren de insomnio. Un estudio de 334 personas mayores de 55 años de edad encontró que la melatonina de liberación prolongada parecía ayudar a las personas a dormirse más rápido, dormir mejor, estar más alerta en la

148

mañana, y mejorar la calidad de vida de las personas con insomnio primario.

Menopausia

Los suplementos de melatonina pueden ayudar con los problemas del sueño asociados con la menopausia. Sin embargo, no parecen aliviar otros síntomas de la menopausia, como los sofocos. Sin embargo, las mujeres posmenopáusicas que utilizan los suplementos de melatonina deben hacerlo sólo por un corto período de tiempo, pues no se conocen sus efectos a largo plazo.

Abstinencia de benzodiacepinas

Algunos estudios clínicos han encontrado que la melatonina puede ayudar a los ancianos con insomnio que están disminuyendo o han suprimido su dosis de benzodiazepinas como el diazepam, alprazolam, o lorazepam. Tomar melatonina de liberación controlada mejora la calidad del sueño cuando se han suprimido los sedantes. Todavía no hay estudios sobre la conveniencia de mezclar ambos.

Cáncer de mama

Varios estudios sugieren que los bajos niveles de melatonina pueden estar asociados con el riesgo de cáncer de mama. Por ejemplo, las mujeres con cáncer de mama tienden a tener niveles más bajos de melatonina que aquellas que no padecen la enfermedad. Los experimentos de laboratorio han encontrado que los niveles bajos de melatonina estimulan el crecimiento de ciertos tipos de células de cáncer de mama, mientras que la adición de melatonina a estas células retrasa su crecimiento. La evidencia preliminar sugiere que la melatonina puede potenciar los efectos de algunos medicamentos usados para tratar el cáncer de mama. En un estudio que incluyó a un pequeño número de mujeres con cáncer de mama, la melatonina (dada 7 días antes de comenzar la quimioterapia) evitaba la disminución de las plaquetas en la sangre. Esta es una complicación común de la quimioterapia que puede causar sangrado.

En otro estudio pequeño de mujeres que estaban tomando tamoxifeno para el cáncer de mama, sin mejoría, la adición de melatonina causaba una reducción de un 28% en los tumores.

Cáncer de próstata

Los estudios muestran que los hombres con cáncer de próstata tienen niveles más bajos de melatonina que los hombres sin la enfermedad. En pruebas de laboratorio, la melatonina disminuye el crecimiento de células cancerosas de la próstata. En un estudio a pequeña escala, la melatonina -combinada con el tratamiento médico convencional- mejora las tasas de supervivencia en 9 de cada 14 hombres con cáncer de próstata metastásico.

Déficit de Atención (ADHD) e Hiperactividad (TDAH) y autismo

Algunas evidencias sugieren que la melatonina puede ayudar a promover el sueño en los niños con ADHD o autismo, aunque no parece mejorar los síntomas conductuales de TDAH.

Fibromialgia

En un estudio aleatorio, controlado con placebo, se encontró que las personas con fibromialgia experimentan una reducción significativa en sus síntomas cuando tomaron un suplemento de melatonina ya sea solo o en combinación con la fluoxetina (Prozac).

Otros usos

Quemaduras de sol
Unos pocos estudios clínicos sugieren que los geles, lociones o ungüentos que contienen melatonina podrían proteger contra las quemaduras solares y otras lesiones cutáneas. Los estudios examinaron utilizando la melatonina sola o combinada con vitamina E tópica antes de la exposición a la luz UV del sol.

Síndrome del Intestino Irritable
Algunos estudios preliminares sugieren que las personas con SII que toman melatonina reducen algunos síntomas, tales como dolor abdominal. Sin embargo, los resultados son contradictorios en cuanto a si la melatonina puede ayudar a mejorar otros síntomas, como hinchazón y la frecuencia de las deposiciones.

Epilepsia
Algunos estudios sugieren que la melatonina puede reducir la frecuencia y la duración de las convulsiones en los niños con epilepsia. Pero otros estudios sugieren que la melatonina puede aumentar la frecuencia de las convulsiones

Sarcoidosis
Algunos investigadores sugieren que la melatonina puede ser efectiva en el tratamiento de la sarcoidosis pulmonar.

Contraindicaciones

Las dosis más bajas parecen funcionar mejor en las personas que son especialmente sensibles. Las dosis más altas pueden causar ansiedad e irritabilidad.

No administrar en niños

Si está somnoliento a la mañana después de tomar melatonina, trate de tomar una dosis más baja.

Otros efectos secundarios incluyen dolores de estómago, mareos, dolor de cabeza, irritabilidad, disminución de la libido, aumento del tamaño mamario en los hombres (llamado ginecomastia), y disminución del recuento de espermatozoides.

Las mujeres embarazadas o lactantes no deben tomar melatonina, ya que podría interferir con la fertilidad.

Algunos estudios muestran que los suplementos de melatonina empeoraron los síntomas de la depresión.

Interacciones

En un estudio en animales, los suplementos de melatonina reducen los efectos antidepresivos de la desipramina y la fluoxetina (Prozac).

En un estudio de 22 personas con esquizofrenia y discinesia tardía causada por los medicamentos antipsicóticos, los que tomaron suplementos de melatonina tuvieron menos síntomas en comparación con aquellos que no tomaron los suplementos.

La combinación de la melatonina y triazolam (Halcion) mejora de la calidad del sueño en un estudio. Además, algunos informes han sugerido que los suplementos de melatonina pueden ayudar a la gente deje de usar terapia a largo plazo de benzodiazepinas.

La melatonina puede hacer que los medicamentos para la presión arterial como la metoxamina (Vasoxyl) y clonidina (Catopres) sean menos eficaces.

El uso de los beta-bloqueantes pueden disminuir los niveles de melatonina en el cuerpo.

La melatonina puede aumentar el riesgo de sangrado de los medicamentos anticoagulantes como la warfarina.

En un estudio de 80 pacientes con cáncer, el uso de la melatonina junto con interleucina-2 dio lugar a la regresión del tumor más y mejores tasas de supervivencia que el tratamiento con interleucina-2 sola.

Los medicamentos anti-inflamatorios no esteroideos (AINE) como ibuprofeno pueden disminuir los niveles de melatonina en la sangre.

La melatonina puede causar que esteroides y inmunosupresores, pierdan su efectividad.

La combinación de tamoxifeno (un medicamento de quimioterapia) y la melatonina puede beneficiar a algunas personas con cáncer de mama y otros cánceres.

El tabaco, cafeína, y alcohol pueden reducir los niveles de melatonina en el cuerpo.

HOMEOPATÍA:

Nux vómica, Pulsatilla, Árnica, Arsenicum o Rhux toxicodendron. Dilución entre la 8 y 15 CH.

FLORES DE BACH:

Castaño blanco (Aesculus hippocastanum)
Tranquilidad. Paz en los pensamientos y claridad mental.
Para el exceso de actividad mental o ideas repetitivas u obsesivas. Angustia y desorientación extremas. Cuando la mente está llena de malos presagios y pensamientos y es imposible apartarlos de ella. Dan vueltas mil veces a asuntos de imposible solución, llegando a cansar su mente y espíritu hasta el punto en que padecen insomnio.
Dosis: 4 gotas debajo de la lengua, tres veces al día.

ÍNDICE

CAPÍTULO 1
Introducción
Anatomía del sueño

CAPÍTULO 2
Estudiosos del sueño
Freud
JungEdgar Cayce

CAPÍTULO 3
El insomnio

CAPÍTULO 4
Trastornos primarios del sueño
Síndrome de Apnea Obstructiva del Sueño
Sonambulismo

CAPÍTULO 5
Técnicas básicas para dormir
La respiración relajante
La relajación
Sofrología

CAPÍTULO 6
Reglas para el buen dormir
¿Qué hacer cuando no se puede dormir?

CAPÍTULO 7
Tratamiento convencional
Terapias no farmacológicas
Terapia farmacológica
Clasificación de los hipnóticos

CAPÍTULO 8

Tratamiento natural
Conductas facilitadoras e inhibidoras del sueño
Plantas medicinales:
Nutrientes
Homeopatía
Flores de bach

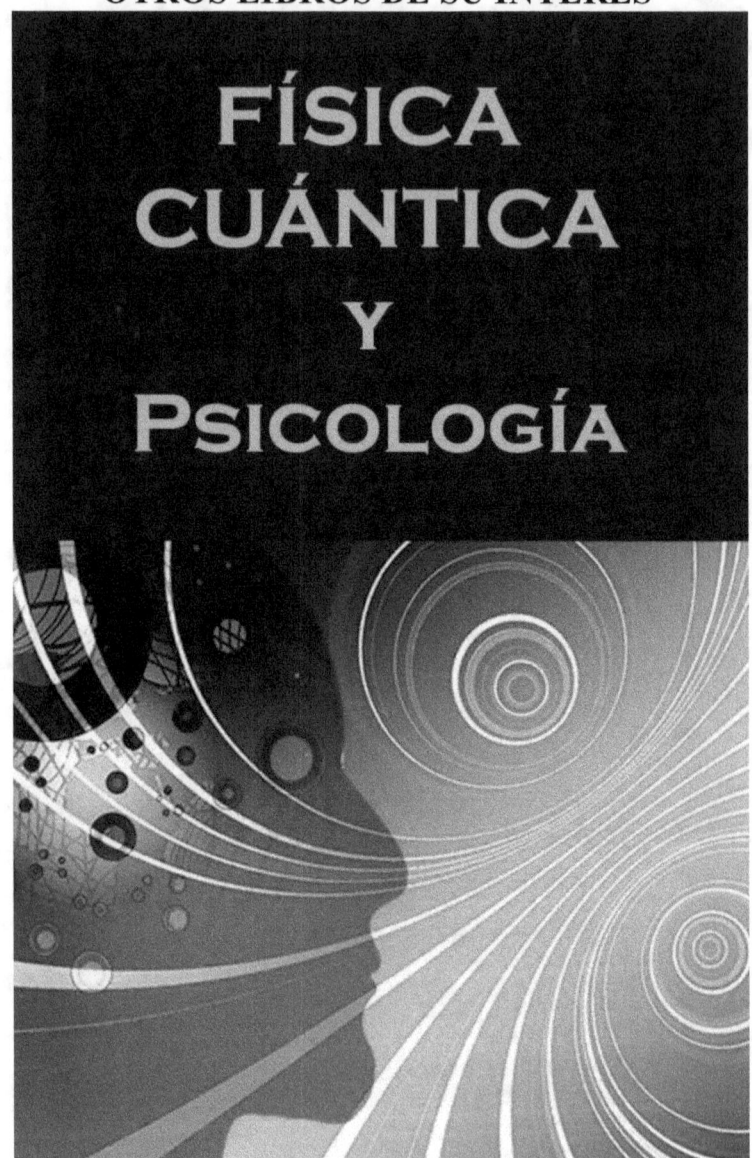

FÍSICA
CUÁNTICA
Y
PSICOLOGÍA

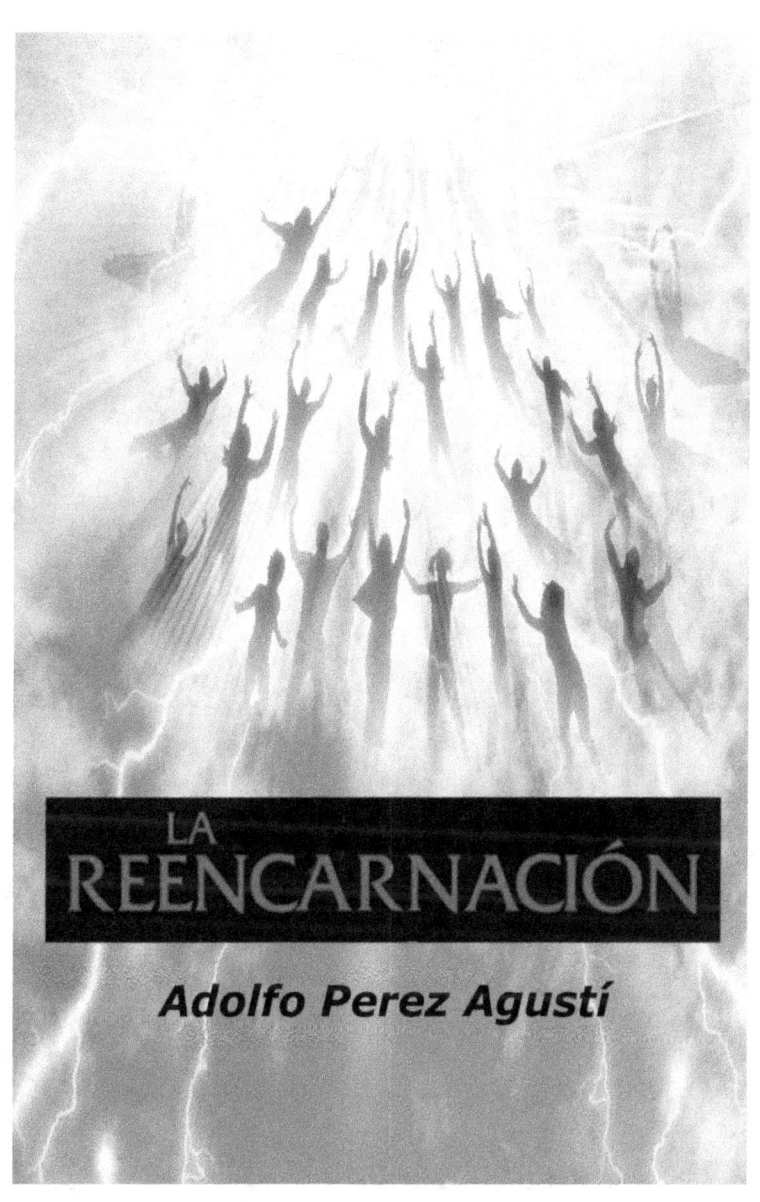

LA
REENCARNACIÓN

Adolfo Perez Agustí

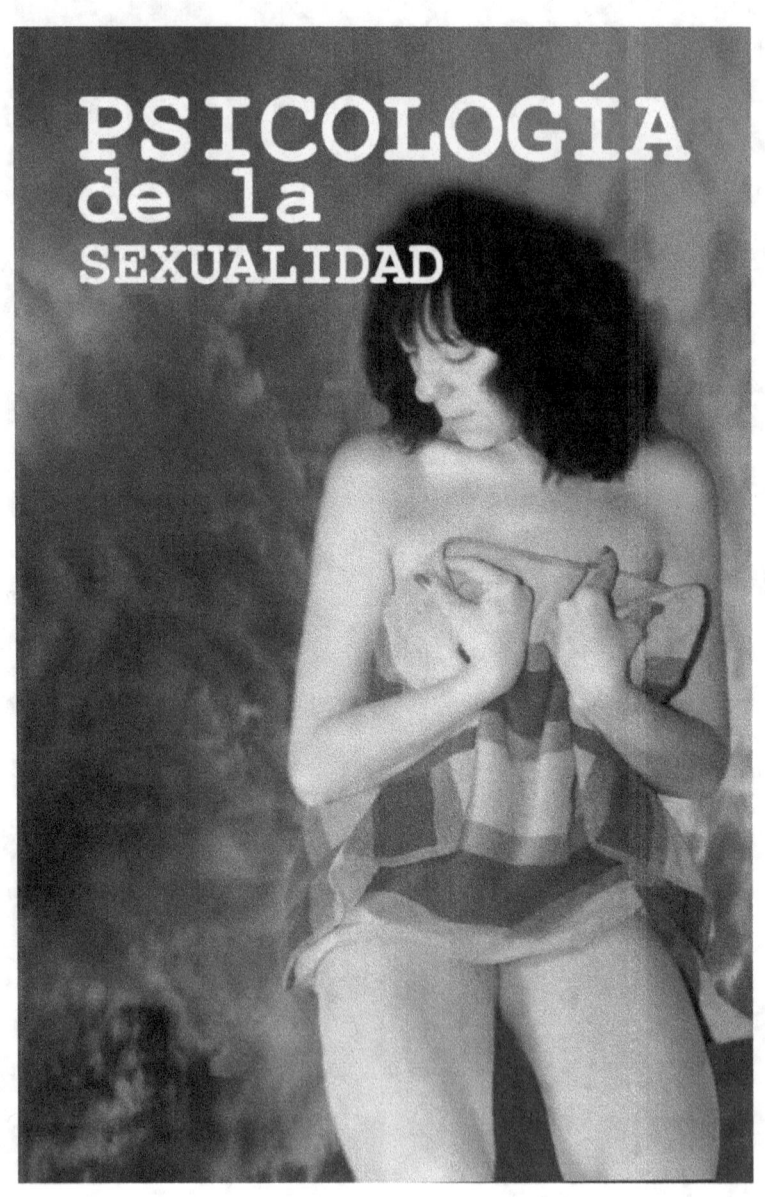

PSICOLOGÍA
de la
SEXUALIDAD

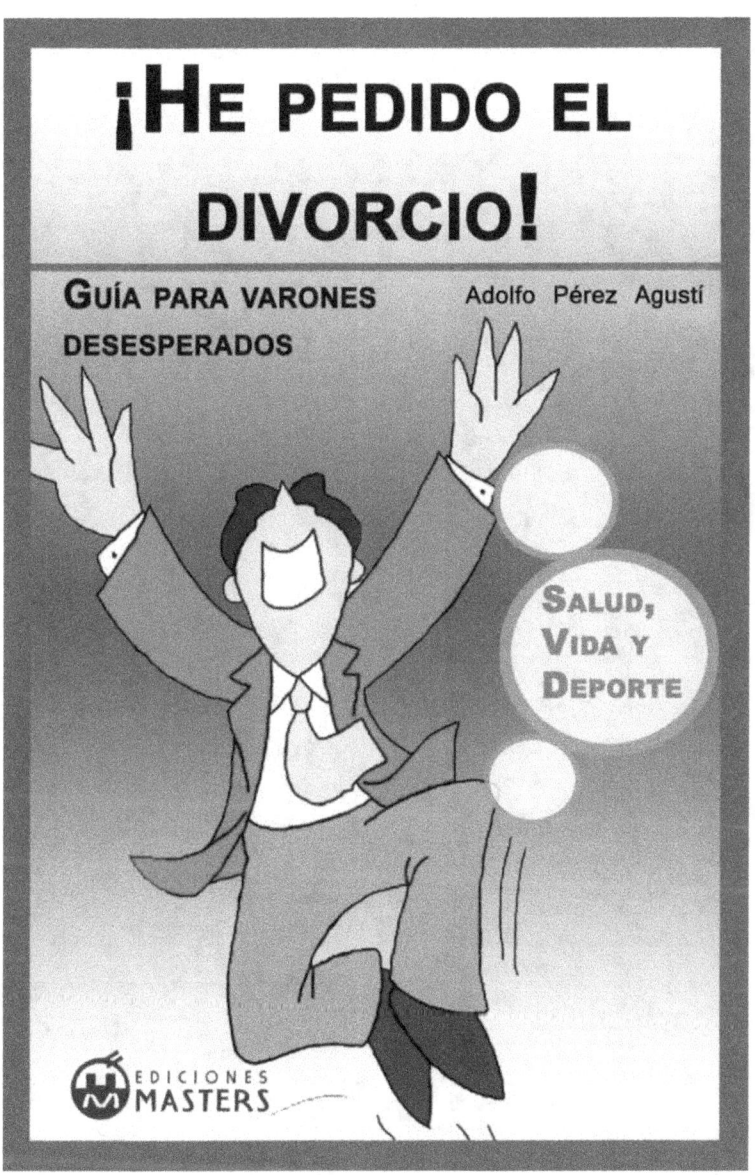

www.ingramcontent.com/pod-product-compliance
Lightning Source LLC
Chambersburg PA
CBHW071310220526
45468CB00001B/314